U0111891

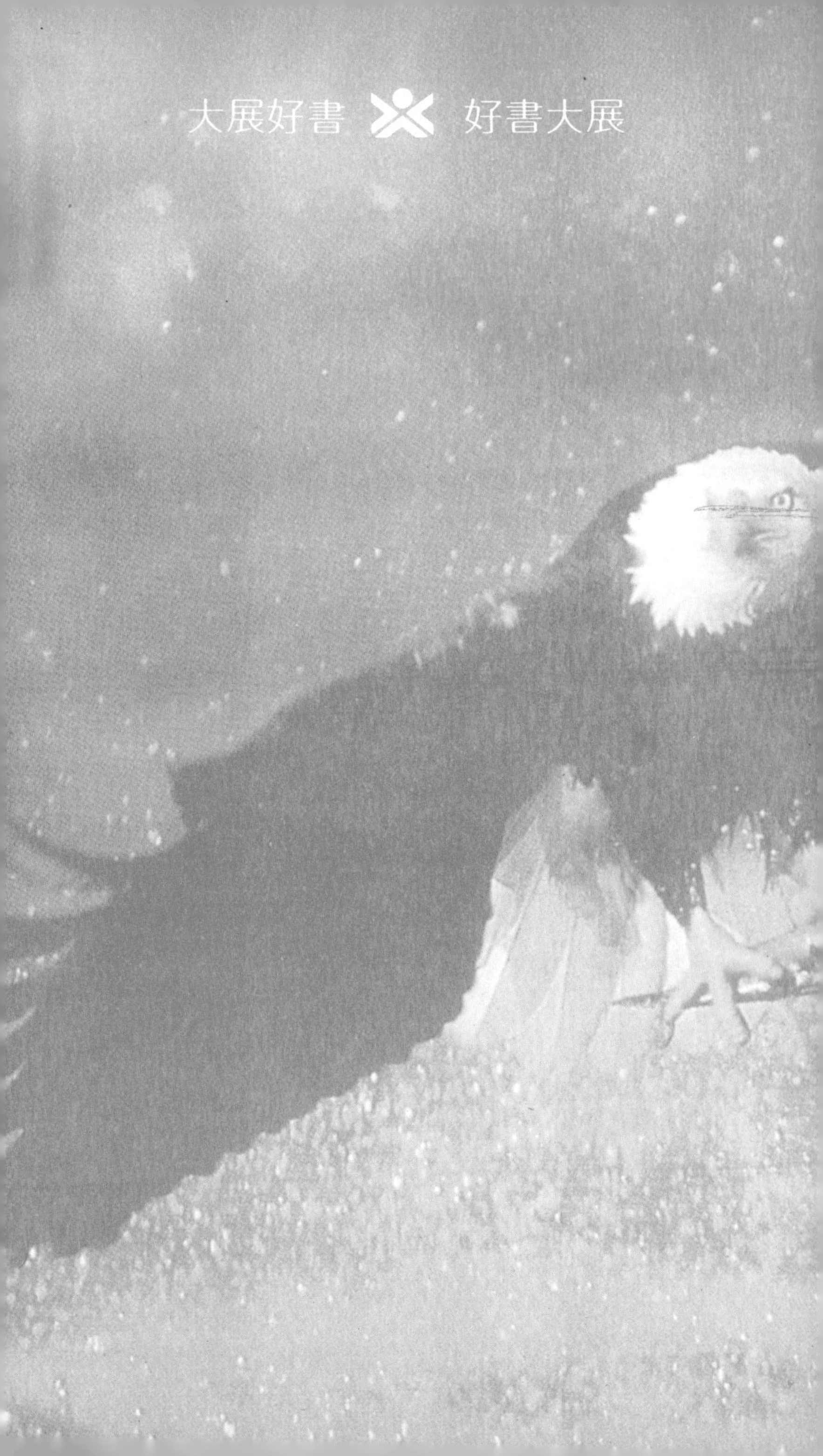
大展好書 好書大展

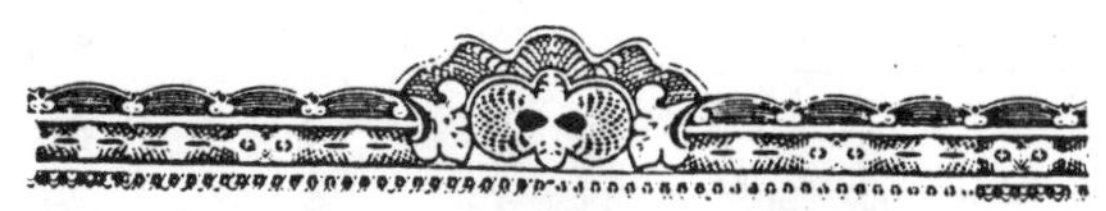

# 鐵證如山的尿療法奇蹟

中尾良一／監修
廖玉山
李玉瓊／編譯

# 鐵證如山的尿療法奇蹟

中尾良一

自從筆者推廣以尿治病的方法以來，短時間之內掀起一陣風潮，在世界各地造成極大的迴響。在台灣、日本、韓國、中國大陸，甚至法國、英國、美國等地有關尿療法的書籍更是如泉湧般地問世，一時洛陽爲之紙貴。據最保守的估計，目前全世界中身體力行尿療法者已突破二百萬人，而且這個數據亦正快速地竄升，在短期間中有直逼一千萬人的趨勢。

一九九一年敝人成立尿療法實踐者組織的ＭＣＬ研究所，在以研究抗癌藥物因糖蛋白質 interferon 而享譽國際的日本岡山的林原生物化學研究所的協助下，在尿療法的推廣以及有關資料的收集，尿分子構造的解明上也都有確實的成果。

本書將以這些最新的成果爲依據，對尿療法的理論和效果做更進一步的闡述。

根據林原生物化學研究所的研究證明，被用來治療癌症的因糖蛋白質interferon．糖蛋白質如果經口投與時，可以得到和注射時十萬分之一劑量同樣的效果。由此推斷舌頭黏膜中必定隱含著物質的檢查體。而且，尿液好像也是在這裡察覺的……。血液中含有反應人體機能的情報，這些情報會一絲不漏地進入尿液。檢查體掌握到這些資訊後便開始增產必要的免疫物質。因爲在接受治療的癌症患者的尿液中能檢試出微量的「因糖蛋白質」，所以似乎也能確實地檢查而知。

依此推論，似乎不要徐緩飲用或立即漱口較具效果。同時，要了解目前的身體狀況，當場所排出的新鮮尿液是最好的取樣素材。

可是，用不著顧慮那些細微末節，尿療法也能收到確實的效果。這正是尿療法方便的地方，同時也是人體的自然治癒能力之所以偉大的地方。

# 目錄

## 〔演講2〕尿療法是生命的文藝復興

# 卷頭語

日本的醫學以第二次世界大戰爲界線，戰前是以德國醫學爲主流，戰後則以美國馬首是瞻的所謂蘭法西洋醫學爲依歸。因此，包括我在內的在第二次世界大戰前接受醫學教育的醫師，對於尿液可用來治療之事根本毫無知識，因此，別說是尿療法的效果，連其做法的傳聞都被認爲是無稽之談。然而，很諷刺的是，尿療法卻是歷史久遠，可回溯到西元二〇〇〇年前的疾病治療法。

在學者和第一線的醫生們對於尿療法的效果異口同聲地質疑其缺乏學理根據的反對聲浪中，更讓我們堅信尿療法的神奇，因爲以現今的醫學對人體的生體現象不但還無法完全解明，而且幾乎絕大部份都不了解。

從人體發病的構造而言，大自致癌的過程，小至關節炎、痛風、神經痛等等，別說其病的本質連其致病的原因都還含混不明，然而，我們卻無法否認人體卻眞有其病的事實。

同樣的，對於有效果的治療，例如可以消除關節炎和痛風的疼痛、回復身體健康等事實，明擺在眼前的事卻推說沒有根據，不足採信的說法，無異是睜著眼說瞎話最無根據的說法。

敝人在印普哈耳戰場中所實行尿療法的是，集現在研究機構為一體也無法做到的，不但是最尊貴崇高的體驗和治療，同時也是證明其無害的人體實驗。

總之，治療歸治療，先有治癒的事實，至於其理論則應有專門的研究機構來解決。有關人體的構造運作，絕大部分都還是隱藏在黑箱之中，而且大都是人類智慧有所不逮的部分。

就食物會變成營養然後其中有部分再轉化成血液的過程來說，至今只知它和骨髓細胞以及脾臟有所關連外，其餘則一片空白。而就如化學工廠無法製造出血液一樣地，有關尿在人體內的變化，仍有著許多永遠無法解明的部分，至今還停留在臆測推論的境界。

根據自然治癒能力顯現的事實，我們認為這是尿在體內還原後其成分會再次產生效果，促使病狀細胞重新活性化起來的緣故。

希望尿療法能爲因疑難重症而痛苦的大衆提供治療的幫助，則甚幸！

治療十則中說：

經驗是偶然的實驗，實驗是有目的的經驗。不把治療當做是單純的經驗，而把它當做是一項貴重的實驗並加以應用，這是臨床家的學識職責……（第五則）

根據經驗或實驗所獲得的治療事實是崇高的，不應因爲空幻的理論而動搖或將之閒置……「理可顚倒、物不可輕蔑，試物載言則庸人亦立」（山肋東洋）（第六則）。

至於療效，治癒效果的判定必須要許多的實驗，不過，即使才試行二～三次即出現顯著效果亦無須猜疑……同時，一次即出現療效者絕不可捨棄。（第七則）

在經濟方面要壓低藥價以減輕患者的負擔，這是良醫的職責。不過，關係著性命存亡之時，不應因價而廢藥……。（第十則）

（以上節錄自福田得志著『藥理學講本總論』第十八章　治療學十則）

〔演講1〕

# 有益身心的尿療法

宮松宏至
（攝影家）

有感於印度狄山前首相飲尿的成果而利用飲尿療法回復身心健康，從而推廣飲尿健康法的宮松氏的十年。

我飲尿至今已經過十年。我覺得與當初飲尿的風氣相較之下，目前尿似乎已經獲得了市民權。這是一項可喜可賀的事。

我並無意宣揚是因爲我們的努力、推廣而有今日的氣候，我只是認爲目前的景況已接近人原本的生活方式。因爲，雖然可以利用自己所生產的物質使自己的身體回復健康，而現代醫學卻朝相反的方向進展。因此，我覺得我們應該做的是，把醫學發展的軌道稍做修整以回復其本來的面貌吧。

## 飲尿而被冠上老師之名

最近我也何其榮幸地被人稱爲老師，其實只不過是因爲我率頭飲尿而已。在此之前從未有人稱我爲老師。因此，也許各位讀者飲尿之後也能被稱爲老師吧（笑）。

十年前我之所以首先實踐尿療法，乃是因爲我的身體狀況非常不好的緣故。

大學畢業後我立志成爲報導攝影師而到筑豊，平日除了四處拍照之外還充當苦力過著極爲嚴苛的生活，就在那個時候傷到了肩及腰。

後來，曾經擔任五年左右的空服員，幾乎不眠不休地往返於日本與海外之間。這對身體又造成極不良的影響。

不久，我無法割捨對拍照的執著而辭去空服員的工作，再度成爲攝影師，帶著厚重器材到亞馬遜的內陸等地四處拍攝，從那個時候開始染患了瘧疾。雖然沒有到醫院確實做過診斷，然而卻出現尿呈咖啡色、產生四十度的高熱、一年有二、三次昏倒等瘧疾的症狀。

但是，仗著年輕氣盛熬了過來，不久，因爲如此嚴酷的生活使得頸、肩、腰及身體各個部位受到傷害。肩膀疼得無法舉起上臂。而腰則是不停地疼痛的狀態。

當我在印地安族的部落生活時，終於忍不住煎熬而到醫院住院，但是症狀卻毫無改善。

我自覺醫院也治不了我的病，明白只能自己想辦法。我百般思考的結果，選擇了東洋醫學。有時服漢藥，還上學校學習鍼的學問。當時我在加拿大的蒙特婁學會了鍼，雖然自己試行施鍼，效果卻不盡理想。因爲，施鍼之後有二～三日改善症狀，卻立即又恢復同樣的症狀。

## 狄山前首相的飲尿宣言

在我試行各種方法時，從一名印度的友人口中得知印度的摩拉魯基・狄山（Morarji Desai）前首相身體力行尿療法。那是一九八一年的事。

狄山和甘地都是提倡獨立運動的人，後來成為政治家。從一九七七年擔任為期兩年的首相。是尼爾之前的首相。據說狄山首相在『紐約時報』的採訪中說，自己是持續飲尿而保持健康。當時我覺得這就是我的救星。可以說是帶著破斧沉舟的決心。

身為一國的首相竟然向大衆宣稱自己是飲尿而維持健康，這可是件了不得的事。假設當今的日本首相實行尿療法，他會公然地向大衆發表嗎？我覺得並非是印度人才說得出口。換言之，除非有極大的信念否則不敢如此光明磊落地宣稱。

狄山首相公然發表自己飲尿的行為，這一點是促成我飲尿的動機。反正依目前的身體狀態也許四十多歲就要走上絕路，既無其他足以信賴的方法，即使飲尿後不幸死亡也在所不惜。總而言之，我下定決心持續三年飲尿，心想實踐三年之後總有個眉目吧。

當然，我的周遭並沒有其他人有飲尿的行爲，因此，並不知道飲尿後會產生何種作用，也沒有人可以商量。

從此之後，十年來每日持續不斷地飲尿。

我目前是五十歲，但是，我覺得即使和二十年代的人做肉體上的某種競技，也絕不會落敗。這一點並不誇張，我確實對自己的身體有了自信。不僅是肉體上的問題，我也獲得了從未有過的精神上的安定。如果沒有狄山前首相就沒有今日的我。

## 反覆出現的好轉反應

飲尿之後會出現各種症狀喔！

以我爲例，從飲尿的數天後開始覺得似乎有所改變，經過兩個星期之後腰部感到劇烈的疼痛。雖然以往一直有疼痛感，然而卻是異於往常的劇痛，而且一日出現數次。但是，並非無法承受。劇疼時而反覆約一個月之後突然消失了。長年來折磨我的腰痛何其神奇的不見了，從那個時候開始我才覺得尿療法的確了不得。

接著肩膀也產生疼痛。不過我知道這個疼痛總有一天也會消失，因此較能泰然處之。

這些症狀反覆出現之後也陸續地消失。雖然曾經消失的同一個部位的疼痛也會有再度復發的現象，然而隨著反覆的次數，症狀會漸漸地減輕，不久即完全消除。

諸如這般不好的部份在轉好的過程中，似乎會有一旦惡化的現象。以自然的方法治療時就會出現這種反應。東洋醫學所謂的好轉反應也許是爲了使破壞的細胞重生，然而其中卻有人以爲是飲尿所造成的弊害，而中途放棄了飲尿的行爲。其實這乃是症狀轉好的證據，請務必忍耐。總有一天會消失。只要曾經體驗過好轉反應，以後的過程就非常的順暢了。

而我的情況是變得非常想睡。怎麼也熬不過睡魔的侵擾，連大白天也要睡上一、兩個鐘頭。這種狀況持續約兩星期。

經過三年之後，以往的症狀已全部消失。在飲尿的過程中好幾次都以爲身體已經完全地康復，不過卻又會在某個部位出現反應。最後經過三年，確實地感覺到身體已和以往大不相同。

# 尿療法的實踐法及心態

## 因人而異的好轉反應

好轉反應是因人而異，可謂十人十樣。最近我覺得也許是因個人體內組織所破壞的程度而定吧。

個人身體病痛的部位不同，染患的疾病也不一樣，自然會呈現不同的好轉反應。即使是同樣的糖尿病，也會因是腎臟染病或胃、肺而有不同。另外，即使在同樣的部位染患相同的疾病，我覺得也會因症狀進行的不同而呈現差異。不可能會在完全一樣的部位有一樣的細胞受到傷害。因此，實踐尿療法時個人會有不同的症狀產生。

一般而言，會出現腹瀉、齒莖疼痛、心臟鼓動、夜晚睡不著或白天昏昏欲睡等症狀。不過，有些人不會產生好轉反應，而好轉反應的程度也因人而異，其持續的期間也有個人差異。

即使是親子、手足也各有不同的體質，因此，治療的方式當然不相同。根據十年來的飲尿經驗及見識過各種人的體驗，我發覺每個人都不相同，有時是當事者毫無自覺的部份呈表面化，因此，並無法一概而言地指稱實踐尿療法後會出現何種反應。

當然，疾病較輕的人療效較快，重症患者療癒的時間較久，然而到底多久能治癒卻不得而知。

同時，是否任何疾病都可治療呢？若是癌症末期患者在瀕死邊緣實踐尿療法，是否可以痊癒呢？我想這也許必須附帶一個（？）吧。

因此，我覺得是根據人體內受損害細胞的程度而決定其療效的快慢與否。以我為例，尚處於來得及的階段，如果稍有延誤，情況就不得而知。我以為這乃是自然治癒力與疾病之間的鬥爭，在某個界線上由自然治癒力獲勝或落敗的問題吧。

因此，從這個觀點看來，最為重要的乃是做為預防的尿療法。換言之，從健康的時候即持續尿療法應可保持目前的健康。

## 持之以恆最爲重要

我最誠心渴望的是，今後打算飲尿或已經飲用，卻出現各種反應而感到不知所措的人能夠持之以恆。尿療法必須帶著信心持續服用，如此一來必能產生好的結果。

不過，我認識的人當中也有五個人飲尿後卻無法增強自然治癒力而死亡。誠如前述他們都是已超過治癒時期的人。不過，這五個人都能夠安詳地離開人間。

也許臨死的人飲尿也無法挽回惡化的症狀，不過，如果有人問我飲尿好或不好？我認爲飲尿較好吧。因爲，尿進入體內會消除疼痛。癌症末期的患者會因疼痛而痛苦，然而尿雖然無法拯救其生命，卻可消除疼痛。

實踐尿療法的人，會彷佛大樹倒地一般毫無病痛地離開人間。我認爲實踐尿療法的患者即使必須麻煩周遭人照顧，最多也不會超過三個月以上。

在自己的死期來臨之前，仍然保持健康的身心而不給他人添麻煩，當死神來臨時瀟灑地揮袖而去。大家都能在吞最後一口氣時毫無疼痛地離開人間。

所以，最重要的是必須持續的飲尿直到天壽已盡。

## 不可使用塑膠杯

大約五千年前由梵語所著述成的印度教經典『…達摩．TANTORA』中記載著有關尿療法的問題長達一〇七個項目。其中也提到尿的效果及飲用法，這當中有一個「飲用器具」的項目。根據其中的記載據說最好使用金的器皿。其次是銀、銅，似乎也可使用陶器。

但是，絕對不可使用塑膠杯，因爲，尿酸極爲強烈，如果是塑膠杯會溶化。我認爲不妨使用玻璃或陶器的杯子，盡可能使用金杯。

根據實驗即可發現，將尿放進塑膠容器中時塑膠杯會漸漸地變色。我儲存有三年或四年之久的尿液，放在金屬容器內及塑膠容器內的完全不同，味道也不一樣。因爲我全部舔嘗過（笑）。有時我會試著飲用陳年的尿液，年代較長的尿液像酒般地強烈，會使食道產生刺激感。但是，卻會使人產生元氣。有些人以爲尿經過一段時間之後會繁殖細菌，是不潔的物質，然而根據我的親身體驗事實卻不然。

我還儲存有長達五年的尿液，這才夠勁。如果有心一試的人請隨時吩咐（笑）。

## 喜歡喝就喝、喝多少算多少

至於要喝多少才行呢？這也是因人而異。即使把早上所排出的尿液全部飲盡也無妨。一旦開始飲尿後會覺得尿丟棄可惜，所以，我也把每天早上的尿液全部飲盡。

我覺得飲尿並不必像現代醫學一樣規定一〇〇CC或二〇〇CC的份量，喜歡喝就喝，喝多少算多少。我經常把早上到晚上所排出的尿液全部飲入體內，也曾持續一個星期飲用，然而卻没有什麼地方不對勁。

因此，該如何飲尿、飲多少尿量爲佳？不妨自己試試看再決定。

我住在山梨縣的小淵澤，那是個空氣非常新鮮的地方。因此，像今天一樣來到東京這種大都會時會感到疲倦，不過，回家之後的翌日必定全部飲盡所排出的尿液。如此一來不但完全消除疲勞，還能使身體狀況回復往常。

譬如，出國時在飛機上也會把排出的尿全部飲入體內。這樣到達目的地時既不會頭昏腦脹、精疲力倦，也可避免時差造成的腦筋混沌。

我的母親也持續飲尿八年，目前身體非常健康。現在一個人住在加拿大，每年都會回來日本。

今年也回到日本，二、三天前返回加拿大，她和我一樣在飛機裡把排泄的尿液全部飲盡，回到日本的翌日已能和親近好友到處閒逛了。

## 早晨第一杯尿液最好

我覺得如果一日只喝一回，早晨第一杯尿液最佳。早晨第一次排泄的尿液最濃，我並不知道其中的緣故。不過，根據我的推測也許是在睡覺時新的血液和舊的血液交替而造成的吧！所以，舊的血液到翌日早晨會變成尿液排泄出來。

曾經有人對早晨的尿液作過實驗，據說其中所含有的成份遠比中午或晚上爲多。若包括微量成份，則高達數百種乃至千種以上的維他命、鈣質、荷爾蒙等。

不過，早晨第一杯的尿液味道最濃、最苦、最鹹，也許剛開始很難入口。如果怎麼也喝不下口時，可在尿液中參雜牛奶或蜂蜜、砂糖直到自己習慣爲止。在前述的經典中也有這樣的記載。不過，白砂糖對身體並不好，最好使用未經漂白的黑砂糖。

另外，也許剛開始一口飲下和體溫一樣的尿液會有排斥感，因此，有些人會加點冰塊等，冷卻之後再飲用。

據說某著名女士的先生一直不敢飲尿，因此，這位女士每天早上把自己的尿液參雜在味噌湯內讓他飲用（笑）。

不過，據說糖尿病已漸漸地轉好，也許溫熱之後的尿液也具有療效吧！

## 可喝可擦的尿液

尿不但可喝也可擦拭。根據古老的傳說，在傷口或被蟲咬、燙傷的患部塗抹尿液可加速療效。根據我的經驗，塗抹時最好使用過時的尿液。它的效果較爲顯著。有些人也塗抹尿液而治療了香港腳。

從前我的指頭曾經也有過嚴重的傷口，那個傷口幾乎連骨頭也折毀，然而我立即用三年的尿液塗抹之後一星期即痊癒。從此之後並沒有任何的障礙。一般受傷的當天晚上傷口會感到劇疼，然而沾上尿液之後一點也不感到疼痛。

如果是從事肢體勞動工作或處於經常接觸危險物品環境的人，最好在家裡保存陳年的尿液以備應急所需。

保存方法可使用有瓶蓋的玻璃罐，一點一滴地積存早晨第一次排泄的尿，不久就會滿罐了。然後保存在暗黑處即可。

## 尿注射是否有效

有些人曾經問我，是否可直接將尿液注射在體內，而事實上似乎也有這樣的治療法，不過，我則認爲先讓尿液進入消化器系，這個過程非常重要。

以東洋醫學的立場而言，人有陰與陽的循環。在循環中尿是出自血液的「陰」的循環系統，所以，讓它再進入「陽」的消化器系也許較符合循環的原理。

所以，我覺得最好不要由陰的循環系統再進入陰的循環系統內。

有人說既然尿對人體有益，吃大便也無妨吧！但是，這也是把從陽系統排泄出的物質再送入陽系統內，我覺得並不妥，而且將大腸菌輸入胃中對人體也不好。

據說也有人吃大便，我倒沒有這股勇氣，從未嘗試過。

## 尿可治任何疾病

接著來談飲尿能產生何種效果，其實尿幾乎是可治百病的萬能藥。

我不僅飲尿，也用尿塗抹傷口。

同時，每天把它當眼藥水使用。左右眼各滴三次，眼睛整個明亮起來。它比任何眼藥都有效果，結膜炎之類的毛病立即可根治。

我也用尿液刷牙。

取耳垢時首先將尿液滴入耳內，再用棉棒掏取即可全部清除乾淨。中耳或外耳的疾病可及早療癒。內耳較費時間，然而只要耐心的塗尿即可治癒。

我的朋友當中有許多人是利用尿治療了癌症。

患有直腸癌時把尿放進注入器，由肛門注射尿入體內，這樣可加速療效。問題是有沒有勇氣把尿塞進肛門。但是，既然可以由口飲尿，由肛門輸入尿並不足爲奇，這個方法也是把尿進入陽系統。

如果女性子宮方面有問題時，可注入尿。上下夾攻可加速效果。

至於咽喉部的疾病可利用漱口的方法。從戶外回到家裡若能養成立即用尿漱口的習慣，則不會傷風感冒。

鼻子的疾病則直接將尿液注入鼻腔。似乎也能治療鼻炎等症狀。

## 也能治療花粉症或遺傳性過敏症

我認爲尿也能治療最近異常流行的花粉症或遺傳性過敏症皮膚炎。

我所住的地方也有大片的杉林。但是，這附近一帶的人從未聽說有因杉花粉而染患鼻炎的人。鄉下地方花粉較多卻沒有人爲花粉症而苦惱，而沒有杉木的都市地區的人，竟然因花粉症大傷腦筋。

或許這已超越杉花粉的問題了。我認爲也許是都市空氣的緣故。也許汽機車的廢氣使人失去抵抗力或化學物質滯留體內而與杉花粉產生化學反應？遺傳性過敏症皮膚炎也是一樣，塗任何藥物也無法根治。而尿具有回復本來抵抗力的效果，對於這些疾病可輕易地克服。

換言之，對於利用本來的抵抗力、治癒能力，可治療的疾病都具有效果。

## 舊疾的根本治療

尿對曾經染患的疾病也能作根本治療。

就我所知，曾經染患肺結核而已療癒的人，飲尿之後會有吐血的現象。這十年來有數十人碰到同樣的經驗。每一次他們都打電話來詢問是否要緊？我的回答總是：持之以恆！

話雖如此，有些人會感到不安而到醫院檢查。拍了X光片之後，發現並沒有任何異常。相反地，本來呈現在X光片的陰影已消失。換言之，在舊創患部的細胞已重生，而在重生過程中吐出陳舊的血液。

這也是好轉反應，請不必擔心只管繼續飲尿吧！

## 對美容有卓越的效果

明白飲尿的方法也認識其效果，有心一試卻尿到嘴邊無法入口的人，不妨先沾在臉上試試。

這有極爲顯著的效果。肌膚會變得光澤亮麗。化粧品並不好。其中參雜著許多對人體無益的物質。雖然表面上看起來似乎美麗多了，往往對肌膚本身會造成不良的影響。

若要花大把錢購買化粧品，毋寧沾自己的尿液還能產生更高的效果。

各位如果看我的臉一定會覺得眞的柔嫩光澤吧！飲尿的人肌膚一定好。開始飲尿的人立即能從肌膚的變化獲知尿的神效。不過，即使不喝，用塗抹的方式也有效果。

患有濕疹的人不妨在患部擦拭看看。

有濕疹苦惱的人，洗澡時不要使用肥皂。肥皂中也含有各種化學物質，恐怕會使濕疹惡化。

進入洗澡間把尿灑在小水桶內，用刷子沾上尿液刷洗身體。這樣可以使身體達到清淨的效果。

在沒有肥皂的時代，也有人曾經利用尿洗滌身體。非洲目前也有以牛尿清洗身體的部族。

由口飲尿是最好的方法，然而有不少人自幼即被教導尿是污穢物，腦中揮之不去這種骯髒的印象，因此很難立即付諸實踐。這樣的人可先把尿沾在臉上，用尿清洗身體使自己慢慢地習慣尿，從中確認其效果再試行飲尿也無妨。

不過，內臟疾病者有時皮膚會有粗糙的症狀，這些人在習慣之後最好還是實際地飲尿。

## 飲尿不可無理強求

雖然我逢人就讚揚尿療法的功效，然而卻不遊說你必須身體力行。我認爲不應向人遊說。換言之，我認爲對尿應產生自覺而以自己的責任身體力行。

所以，我只是基於個人的經驗陳述尿對人體的神效，卻從未唆使人務必一試。而我也沒有這種權力。

任何人都具有自然治癒力。而尿療法則是補足自己所生產的這種能力，所以，旁人不應多加干涉。

## 連親子間的代溝也消除了?

一家大小都飲尿並不容易，不過，如果家人看到自己因飲尿而治癒疾病的事實，應當可以認同尿的效果吧！

我的妻子也飲尿，就我所知尿療法在夫婦、家人單位上日漸地推廣。有趣的是當全家人都飲尿之後相處的情形比以前更爲融洽。也許是對於尿的功效很難向家人以外的人訴說，因而具有強烈的同舟共濟的意識吧！

原本無話可說的家人因爲彼此飲尿而有了共通話題，使家庭氣氛變得融洽，甚至親子間的代溝也能因而消除。

飲尿的家庭絕對没有家庭内暴力事件（笑）。

## 改變自己的心

我覺得尿已經重見天日，尿療法已獲得市民權。連中尾先生一樣從事西洋醫學的醫生們，也一致讚揚尿療法的功效。目前已是尿的時代了。

根據西洋醫學的觀點也發現尿並無弊害，非但如此，還認爲它具有極佳效果。這和我開始飲尿的十年前情況大不相同。

其實完全是各位意識上的問題而已。

我認爲因爲某某人認爲尿好而有心一試，或某某人實踐尿療法，我也要試試看之類的想法，並不適合尿療法。

自己改變自己的心，如果心態不改，則一切永遠無法改變。

剛開始的確令人驚訝。

舉例而言，據說讓非洲原住民飲用可口可樂時各個都因而腹瀉。那是身體的排斥反應。但是，不久就没有這些症狀了。

我認爲尿的情況也是一樣。

但是，可樂是非自然的飲料，尿則是人體本來所具有。因此，應該比可樂較能適應。

雖然在存疑的心態下飲尿，也有治癒疾病的結果。但是，我認爲心存感謝飲用自己所生產的尿，和以效法的心態飲尿的行爲，在效果上有所不同。

如果要實踐尿療法應心存感謝。

我認爲把自己體內所排出的物質當成是污穢物，乃是極爲異常的觀念。這毋寧是對自己的身體的差別待遇。如果對自己也有差別待遇，何能抱怨外在的差別待遇呢？惟有能深愛自己的一切才能愛他人。

基於這樣的觀點，尚無法飲尿的人也應從今日開始對尿產生親近感。

# 飲尿的背景

## 飲尿歷史

我除了實踐飲尿之外也一直調查尿療法，從調查中發現在世界各地都有飲尿的歷史。

直到今日吉普賽人也非常盛行，在義大利的內陸也有實踐尿療法者。同時，尿療法的足跡遍及希臘或英國。

根據歷史記載日本在鎌倉時代，時宗（淨土宗的一派）的開山始祖一遍上人就是實踐尿療法者，當我公佈這個事實之後，有許多人異口同聲地說「曾經聽過自己的祖父也是飲尿而維持健康」。由此可見，雖然沒有文獻上的記載而卻可從中推測，直到近世尿療法仍在各地流傳。

另外，據說楊貴妃一直飲用七歲以下處女的尿，從而保持年輕美麗。其中也有並不像我們每日持續飲用，而在疾病時利用斷食、飲尿而治癒疾病的情況，總而言之，越調查越能發現更多尿療法的事實。

以往一提起尿，總被認爲是骯髒的廢物。但是，它和食物一樣與人的日常生活有極密切的關係，自有人類以來，任何人每天都會體驗的極爲日常性的行爲，因此，不可能忽視它的存在。正因爲如此，我認爲不可能沒有研究尿的功效，同時飲尿的效果也應已傳遍各個地域。

但是，我認爲也許在某個時點飲尿被人刻意地抹滅吧。雖然我以存疑的態度表示，內心卻如此地認定。

在英國自古以來即盛傳飲尿療法，相關的文獻也非常多。在英國出版的『生命之水』（WATER OF LIFE）這本書上所談的就是飲尿療法，作者J・W・阿姆斯特隆格（J.W.Armstrong）明確地在書中指稱：「英國的醫學會，由於飲尿可治癒疾病，使得醫師無法從中獲利而廢止飲尿。」

我想這也是有可能的吧！

## 飲尿並不只是健康法

各位對於飲尿往往認爲是一種治療法、健康法，而我實際上也是爲了克服疾病才開始飲尿。不過，持續十年的飲尿之後，對我而言，飲尿而能治病早已是理所當然的事。也許各位還未曾有過經驗，所以，認爲尿能治癒疑難雜症彷彿是奇蹟，而我卻認爲已不足爲奇。

經過十年，目前我所思考的是自我的問題。

誠如前述印度教的經典中指稱持續飲尿時會產生種種變化。當然，五千年的印度和現在的日本國情大不相同，也有個人差異，因此，我並不清楚各位是否能產生變化，然而我卻如經典中所言，產生了改變。

該經典中指稱「第一個月體內會變得清潔」、「第二個月感情會變得活潑」、「第三個月症狀幾乎消失，從不快感中獲得解放」，以下是「視力增強」、「頭腦清晰」等等，而持續飲尿七年後則能控制自我。

自我就是自尊。當我閱讀到此處時，我發現自己已找到解決的關卡。

經典中也談到飲尿第十年的變化。據說持續飲尿十年，「身體會彷彿空氣一樣變的輕盈」。而我現在的確感到身輕如雲。即使讓我一整天站在這裡也不感到疲倦。搭電車時既不會想要坐位置，也不感到疲勞。身體眞的變得輕盈了。

## 飲尿也是心理治療

三年前我曾經前往採訪狄山前首相。當時狄山前首相已年屆九十歲，卻是老當益壯而神采奕奕。從六十五歲開始飲尿到當時已持續二十五年的飲尿經驗，現在仍然身強力壯，所以，飲尿的年齡已將近三十載。

狄山前首相在採訪中說：疾病雖然是肉體上的問題，然而造成疾病的原因有百分之七十乃至八十是出在心理上。

具體而言，如果內心帶有違背「坦然自若、自愛愛人」的生活態度，自然會對身體造成影響。

當我聽到這番話時，覺得頗有道理。

我之所以在世界各地奔跑，爲的是探討如此傷害地球的原因到底是從何處而來。我發覺問題並不在於環境，追根究底是在人心中，只要能解決自己的心即可一併消除這些問題。我清楚地明白自己的肉體和地球是溶爲一體的。

心理管理人的一切，同時和地球整體息息相關。

換言之，我認爲使肉體回復本來面貌的飲尿，同時也能促使心靈回歸正軌。而這正是地球的問題。

如果各位也能持續飲尿十年，我想應該會和我同樣的感覺吧！

# 亦能養顏美容的尿療法

（ＭＣＬ研究所副會長
作家・日本文藝俱樂部理事）
小宮山佳代子

利用飲尿而治癒疾病、使身體恢復元氣、肌膚也會變得健康。尿療法不但是治療法、健康法也是非常卓越的美容法。許多人證實開始飲尿數日後肌膚的色澤轉好，肌膚的觸感變得柔嫩，只藉口飲尿即能達到充分的美容效果，不過，爲了使自己更加美麗，我建議各位不妨併用體外的尿美容法。

化粧品的絕對條件是對身體無害。本來化粧品即使放入口內而飲入體內也絕不能對身體造成傷害。因爲，皮膚有生命會呼吸，這也是理所當然的道理。但是，市面上的化粧品中卻有不少是含有對人體造成傷害的物質。如果持續使用這類化粧品，多半會使得肌膚變粗糙而不得不再利用化粧品做爲掩飾。而尿卻沒有這方面的疑慮，而且是免費的。

夜晚沐浴時請用尿試著洗頭。我們接獲多數人指證，用尿洗頭可減少白髮，禿頭的部份長出毛髮等等。

這時，將剩餘的尿液充當化粧水輕輕地沾在臉上，然後就寢。由於尿中含有鹽化鉀，它會吸收空氣中的水份，直到翌日清晨仍可保持不緊繃而滑嫩的肌膚。到了早上把飲尿所剩餘的尿液又沾在肌膚上。這時必須注意不要用水或肥皂洗掉。

另外，對於美容、減肥、鎭痛用濕布、香港腳或溼疹治療上具有極大效果的是尿敷法。用尿將麵粉、蛋、燕麥粉、黑砂糖和在一起，塗抹在肌膚上，經過一段時間後再洗淨。只要能實踐這個方法，必可保證肌膚會變得細緻滑嫩，再也不需要購買昂貴的化粧品了。

尿也可以做爲眼藥水、牙膏、漱口藥使用。現在我的家已經不擺放化粧品、洗髮精、眼藥水、牙膏等。尿一滴也不要捨棄，請各位務必試試看。

# 現代的一遍上人、推廣尿療法

森田富也

由於從事木匠的行業，經常到各處人家拜訪。結果發現有許多人因疾病而苦惱。

爲了回饋這些顧客，偶而也必須充當他們的疾病顧問做爲服務。我閱讀各式各樣的健康書籍，自己實踐後如果狀況良好也會推薦給他人。所以，我看過無數的健康法的書籍並學習到許多健康。

但是，有些書籍上指稱「最好盡量多食生蔬菜」，而另外的書籍上卻指責說「生蔬菜並不好，必須進食煮過後的蔬菜」。當某個健康書籍上強調「絕對不可攝取鹽」時，卻又發現別的書籍上主張吃鹽並無所謂。一般所指的健康法事實上是因人而異的。結果令人不知所從。

我曾想難道沒有超越通俗的健康法，更爲自然而不矛盾的方法嗎？七年多前某書店的人向我推薦宮松先生的『從早晨一杯尿開始』。我嚇一大跳，閱讀後雖然信其所言，卻有一個月左右遲疑著是否該付諸實踐。

就在這個時候我的兒子當了醫生，一副不可一世的樣子令我大不服氣。我看過各式各樣的病人，眞想告訴我兒子，現代醫學到底有何屁用。我心想若要對抗兒子只能利用這個辦法而開始飲尿。

大約三年前不慎從屋頂墜地傷到了腰，經過治療卻留下腰痛的後遺症。但是，持續飲尿三個月即已治癒。我的身體其他並無病痛。因此，並沒有任何的變化。聽人說會出現昏昏欲睡的症狀，那也許是積蓄在體內的疲勞傾巢而出的緣故吧。所以，如果身體眞正健康的人應該不會發生任何的變化吧！不過，它當然具有預防的價值。

總而言之，當我確信尿對人有益時，即四處遊說他人也實踐尿療法。目前尿療法因報章雜誌及電視等媒體的報導已廣爲人知，然而當時常被對方嗤之以鼻，認爲這麼污穢的東西那可能產生效果。

但是，確實身體力行的人日漸增多，而且大家都因尿而治癒了身上的疾病。喝得越多療效越快。

我想全國各地還有許多因病而苦的人，所以，我覺得應該更加推廣尿療法，而在三年前積極地在全國各地行腳。但是，我的妻子卻認爲：「已經一大把歲數了，接下來應該安享餘生吧！」而不贊成我全心投入尿療法的運動中，兒子也表示反對。

而我的想法是孩子既然都已獨立，我也不願意無所事事地馬齒徒長。我打算把剩餘的人生奉獻在推廣尿療法以助他人。於是兩年前和妻子協議離婚。財產全數處理後與妻子對分，決定獨自一個人推廣尿療法。

從此之後只要有人希望我前去指導絕不推辭，不論任何地方全免費服務。自己一個人可靠分得的財產過活。

在此之前我踩著腳踏車北到北海道、南到九州、沖繩。在日本全國各地遊說衆人實踐尿療法。

平均一日行駛一六〇公里。最長的記錄是在秋田行走二六〇公里。

活到這把歲數也不感到疲倦。感到口渴時就把腳踏車停在路旁，用杯子採尿飲用。根本不需要任何清涼飲料水。果汁等喝完後只會感到更乾渴，尿才是眞正解渴的飲料。

踩著腳踏車到處奔走時，經常跌倒而受傷或在頭上撞了個膿包，但是，只要飲尿即可加速止血。塗抹尿液後也能加速療效。

而且，想睡時只要飲一口尿並用尿洗把臉則睡意全消。從事駕駛工作的人不妨試試看。

去年七月也走訪臺灣，今年三月踩著腳踏車從上海到北京。我經常穿著寫著〈尿療法〉字樣的上衣或T襯衫，所以，在臺灣或中國大陸常被問及「這是什麼意思」。因此，尿療法又因而推廣開來。

在臺灣一起踩著腳踏車和我四處旅行的一名三十歲的女性寫信來說，後來自己也試行尿療法，全家人也跟著做，效果的確名不虛傳。

在中國一名『北京週報』的記者也問我「這是什麼？」我告訴他說：「貴國自古以來應該也有這個療法，請查查看。」現代中國大陸已經完全忘了尿療法的存在。

結果，那位記者後來寫信來說：「能否請您再一次到中國大陸教導我們尿療法？」所以，最近我打算和中尾先生一起到中國大陸走一趟。

光是以往清楚得知實踐尿療法又具有成效者，就有一千五百人。我打算今後直到吞下最後一口氣，仍然要推廣這個神奇的尿療法。

森田富也一九二三年生。七年前開始實踐尿療法，確信其效果後不顧妻子與服務於三井紀念醫院的兒子的反對，從三年前開始利用腳踏車在日本全國各地推廣尿療法。

〔演講2〕

# 尿療法是生命的文藝復興

瓜生良介
（發現之會／東洋醫學研究所ＵＲＩＵ治療室）

對近代醫學抱持疑問，二十年來主持〔ＵＲＩＵ治療室〕，提倡「快醫學」的瓜生先生偶然邂逅的「飲尿的奇蹟」

# 演藝與醫療及飲尿

我是瓜生良介。

接著讓我向各位報告我飲尿的契機及飲尿觀念、以及在我的治療室接受指導的病患的證例。

## 演戲與醫療的構造是一樣的

我從一九六五年開始一直從事實驗劇團的工作，利用車子在全國各地巡迴公演直到一九七二年，後來我重新反省自己的所做所爲是否是眞正的自由演劇，而開始打算從另一個角度檢證自己的演戲生涯。

當時碰巧我的劇團有一個從事指壓的女演員，她本來打算到針灸學校上學，卻因事無法成行，改由我去學習。

開始上學之後，漸漸地發覺演戲和醫療的構造十分相似，因而產生了極大的興趣。我們並非爲了所謂的教養而演戲，而是做爲現場生活的演戲。人與人有其接觸的場所，在這個場所當中觀看著與表演者各有其生活方式，以對等的姿態對峙，彼此會出現令人意想不到的狀況，我們認爲這就是演戲的奧妙。而且，演戲和文學等不同，彷彿是活生生的肉體與肉體之間糾纏的競技場。

而所謂的醫療是醫師與患者爲疾病所推展出來的意外狀況。我基於醫師的立場從患者身上獲得許多知識、情報。而患者在醫療的現場藉由疾病也獲得重新審視自己的機會。疾病這種東西可眞不得了。我認爲從前推崇疾病爲聖者是相當了不起的直覺力，而事實上其中潛伏著生命力轉變的力量。

但是，近代醫學卻朝不同的方向進展。在近代醫學的主導下，一旦染患疾病而被疏遠的人更加受到隔離。治療者與被治療者立場相對，治療者單向地由上傳達情報，患者只能默默地接受。

這和制度化以前的演劇是完全一樣的。爲了突破這個關卡創造新的氣象，從事演劇的人參與醫療現場時，才發現雙方的構造竟然是一樣的。

因此，我在一九七五年取得針灸師的執照，除了製作影片又擔任豐田勇造音樂家的製作人，同時一有電話即提著藥包前往患者住處看診，但是，深怕不鞭策自己不會用功，因此在一九七八年十月於池袋租了一個地方掛起「URIU治療室」的招牌。（一九九一年八月移轉到高圓寺）

直到現在仍然持續戲劇工作與利用東洋醫學的治療，可謂「腳踏兩條船」。我認為只要賦與所有的人自我治癒的能力，又能往好的方向發展，則可輕快地治癒疾病。根據這個觀念而主張所謂的「快醫學」。換言之，我認為只能藉由當事者的生命力才能戰勝疾病。

如果快醫學再配合飲尿，則能發揮更強烈的效果。

## 酒性助勢下而開始的飲尿

促成我飲尿的動機極為唐突。

宮松先生有一名從事律師的朋友，他也是我的健康講座的學生—丸井先生。我從他的口中得知飲尿的效果，但是自己卻尚未付諸實行。

有一天，我的助手搬家，一群朋友在其喬遷的慶宴上談到了飲尿的話題。其中有一個人到過宮松先生的住宅。他整個晚上聽宮松先生談論各種有關尿的健康法。據說宮松先生的夫人也飲尿，的確有著極為柔嫩光滑的肌膚。這個人從而確信尿的神奇效果，雖然決定打從明天開始實踐尿療法卻怎麼也無法入口，聽他這一番話我隨即插嘴說：

「你啊，這麼年輕還怕什麼。好吧，我從明天就飲尿給你看。」

這就是我飲尿的契機（笑）。

所以，我並非一般人因染患疑難雜症在窮途末路時而產生飲尿的動機，而是在酒性助勢下開始飲尿。

但是，所謂君子一言九鼎，我既然話說出口則決定要持續一個禮拜，把早上排出的尿全部飲盡。但是，由於前晚喝了許多酒，第一天就喝了八杯的尿（笑）。但是，我打從一開始就沒有任何的排斥感。

從此之後大約持續兩個星期，把早上排出的尿全部飲盡。結果我也能分辨出尿味的差別，飲尿就這麼持續到現在。

我記得開始飲尿是一九八八年三月二十八日，所以，飲尿之後已經過兩年多。（到一九九二年十月底已過四年半）

## 腹瀉與睡魔的襲擊

飲尿後的反應是從第一天開始即有嚴重的腹瀉。飲尿後約過三十分鐘，彷佛浣腸之後排出水狀的便。但是，並不像一般的腹瀉般一日持續數回，早上腹瀉一次之後即停止。這和疾病時大不相同，是令人爽快的排便。

似乎有許多人像我一樣，出現腹瀉症狀或因而排便暢快。

後來從第三個月到半年之間感到非常想睡。即使是大白天也會被睡魔侵襲。在治療中精神非常緊張，然而卻也敵擋不住睡魔的侵擾，感到昏昏欲睡。直到現在也有類似的情況。

我的症狀是腹瀉與睡魔侵擾，而每個人所出現的反應並不相同。有些人在不良的部位上會有暫時的惡化現象，然而只要忍耐得住而持續飲尿，不良的部位不久就會完全消失。

## 疼痛消失了

約三年前我在岩場傷到肩之後，疼痛一直無法消除，我本身也是針灸師，因此利用施針或體操法給予治療，卻一直無法根治，而且，一年到頭做「O圈測試」，經常使用強勁的腕力。

所謂O圈測試試過的人應該不少，在此做簡單的說明。用手的拇指和食指做成圓圈。這就是O圈。藉由別人的手拉扯這個手圈以測驗指力。這時利用另一隻手所拿的藥物或食物即可知道這些東西是否適合該人。如果所拿的東西適合該人的體質，則手圈會產生力道，否則會鬆開力氣。而且，使用濾過性病毒等樣本時，也能從而知道疾病的種類或身體的不適部位。也可以發現是否有癌症的嫌疑。

這是大村惠昭博士所創案的測試法，根據大村先生的研究，任何物質都會散發電磁波，就連內臟各種臟器也會產生帶有臟氣固有振動的電磁波。根據指力的變化可以推測臟器固有電磁波的病態變化。

我對於首次前來治療的患者一定做這個O圈測試。仔細地做一個人約可做一百回左右，較多時一日高達千回以上。爲了鬆開患者做成的指圈，常因用力過猛而使手肘疼痛。彷彿是網球肘的狀態。因此，我想應該重新考量O圈測試的方法。

但是，開始飮尿經過半年左右，肩膀的疼痛及兩肘的疼痛都已消失。從此之後再也沒有發生疼痛。

## 牙齒也變得健壯

我在幼兒時曾經染患急性腎臟炎。當時處於戰爭中，所以，在小學三年級之前一直沒有上學，只做挖芋頭的工作。一直在豔陽高照的大白天作業時染患了日射病，因此而弄壞了腎臟。腎臟不好的人牙齒也脆弱。

即使利用針灸也無法對牙齒產生療效。唯一的方法是勤快刷牙，然而症狀仍然日形惡化。我想也許自然治癒力也無法對牙齒產生效果吧！

我的前齒在年輕時有一次演完戲後喝得酩酊大醉，從同志社大學的正門上翻滾到地狠狠地和大地接了個吻。當時牙齒斷了三根，雖然裝上義齒卻從四十年代後半開始搖晃，再也無法啃食泡菜，在嘴巴裡咀嚼泡菜已變成我的夢想。

但是，飲尿之後卻能吃泡菜了。雖然不像年輕時那麼俐落，咀嚼的情況卻好轉了許多。也許是齒莖紮實了，或許牙齒本身的質也改變吧！

前幾天聽宮松先生提起尿點入眼內或漱口對身體極爲有益，我覺得這個點子頗有趣而在早晚將尿液含在口內約十分鐘，這似乎對牙齒也有良好的作用。早晨出門時將尿含在口內搭上電車後，仍然維持原狀。從開始進行這個方法之後齒莖越來越堅固。

我也體驗過不易疲勞的經驗。我喜好登山且經常爬山。平常只要連續攀爬五、六個鐘頭則會筋疲力倦，但是，這時只要飲一杯尿，腳步就變得輕快有如天馬行空。

我覺得尿眞是値得感謝的東西。

# 眞實所證明的尿的效果

## 女性較能坦率地接納尿

開始飲尿之後的一年左右，我並不對任何人談及此事。並非把它當成秘密，我也曾告訴親近的人，只不過在自己尚未確認其效果之前並無法遊說他人。這是我的個性。而當我明確地確認尿的效果之後，從去年的夏天開始向到我這裡治療的患者推薦尿療法。

有八成左右的患者聽了我的話後開始飲尿。總數約有二、三百人吧。

當然，其中也有因排斥感太大而無法飲用的人，至於飲不飲尿歸根究底和疾病的嚴重性有極大的關連。重症患者拼死拼活的想要從疾病中解脫，自然較能果敢地下定決心。而年齡上似乎沒有太大的差別，不過，女性比男性較爲坦率。也許是女性的生理結構使其經常體驗到生命波動的緣故吧。尤其是明治時代出生的老太太們，一聽我說尿的功效隨即付諸實行（笑），幾乎可以說是百分之百。也許她們早已在某個地方得知尿的神奇了吧。

相對地男性就差多了。尤其是知識份子常有個人的主張而難以斷然實行。也許身爲知識份子者，獲知尿的效果而能立即飲尿，才是眞正的知識份子吧。

## 治療疑難雜症的尿療法

接著來談到我的治療室的患者所產生的具體效果。

有一位年屆六十歲的患者，因膠原病與慢性關節風濕併發造成的難症而痛苦不已。同時還產生支氣管的擴張症，八年來持續服用類固醇劑而造成膀胱潰瘍，不得不停止服藥。因此，去年到我的治療室來求診。當時幾乎無法站立，簡直是匍匐著前來。

當我用O圈測試調查尿時，發現的確具有驚人的藥效。因此，遊說那位患者實踐尿療法，該患者從去年年底開始飲尿。

爾後經過一星期到兩星期又再度來訪，這次已經可以堂而皇之地大步跨進診療室了。當我問他：「咦？你的疼痛呢？」他回答說「啊，早沒了。」（笑）我問他「如果剛開始的疼痛是十，現在的程度如何？」他的回答是「目前大約是一或二的程度而已」。尿的效果的確非同小可。

據說以前夜晚睡覺時幾乎每隔三十分鐘要上一趟洗手間，目前次數已銳減。維持六個鐘頭的睡眠中每隔三十分要起來一趟的確辛苦。今天他也蒞臨本會場，從他的近況得知最近已減至二回到三回。

當然，雖然這些成果並不全倚賴尿，必須有各種治療的配合，然而毫無疑問地尿本身的效果是驚人的。

## 也能治療腦下垂體的腫瘍或直腸癌

另外有一位年輕的患者於去年六月到我的診療室，這位患者的催乳激素值高達一三六（普通正常值爲十到十五）。這是根據腦下垂體所分泌的黃色刺激荷爾蒙而測定的數值，這位患者的腦下垂體出現腫瘍。

因此，從去年八月開始飲尿，今年二月再度來院做檢查。利用X光斷層掃描檢查其腦部時，發現前次檢查中明顯出現的一公分左右的腫瘍已經消失。這是千眞萬確的事。是經由西洋醫學的檢查所確認的事實。

據說目前催乳激素的值已降至二十左右，情況已大爲好轉。

有許多人以爲這類的腫瘍一旦染患之後就無法治療，事實並不然。

接著所介紹的是染患直腸癌的患者。她是五十五歲的女性，去年七月到診療室時有八公分左右的癌呈彷彿啃咬蘋果後留下的痕跡的形狀，壓迫在直腸造成閉塞狀態。當時已處於情況危急必須動手術的狀態，然而她拒絕手術到我的治療室求診。

飲尿是從今年才開始，今年三月到醫院接受X光檢查時，呈蘋果啃咬後形狀的腫瘍消失了。不過，周遭還留有污穢的陰影，雖然還不能掉以輕心卻已突破了第一階段。

諸如這種例子爲數甚多。

## 對感染症能發揮極大效果

從與許多患者的接觸中發現，直到現在細菌的感染症，在人類疾病中仍然佔有極大的份量。近代醫學就是能製造對抗這類感染症的抗生物質而耀武揚威。如果沒有這項技術根本不足為道。但是，如果多量使用抗生物質，相對地會產生與之對抗的耐性菌。

我從許多患者的實際體驗中確實地感覺到，尿不但對這類感染症無害，還具有確實的效果。

到我治療室求診的癌症患者中的百分之八十到九十利用O圈測試診斷時，幾乎都具有HT—I的濾過性病毒。以往面對這些患者都教導其實行斷食療法，不過，最近則勸導他們改行飲尿療法取代斷食的辛苦。如果添加四、五滴蜜蜂所製造的抗生物質之類的「健康食品」在尿中一併飲用效果更佳。

開始實踐尿療法後的兩星期，HT—I幾乎消失了。快的人一星期就好了。

我認為已經失去移轉的可能性。也許是不良的物質排出體外了，如果它是火花，即使火花飛射而去碰到湖泊或池塘也難以著火。如果沒有易燃物則不會燃燒。換言之，製造易燃物質的是HT—I。

有些人因疾病的進行狀況已相當複雜，而無法消除HT—I，然而有百分之九十的人可利用尿消除或使其侷限在身體的一部份。

不過，並不是ＨＴ－Ｉ消除後就沒有癌症了。治療已經形成的癌乃是另外的問題，不過，我可以斷言只要早期治療癌症根本不足爲懼。

所以，預防勝於治療。當然，光靠尿液是無法完全地預防癌。必須留意飲食並注意精神生活的均衡。

## 快醫學、尿療法是宇宙的慈悲

所謂快醫學是指身心一直保持令人舒適的狀態，而這樣何以能治癒疾病或預防疾病，事實上我並不完全明白其中的道理。也許只能說是宇宙的慈悲吧。

同樣地，尿何以對人體有利益？以目前的科學也不得而知。是否必須經過百年或千年才能解開其謎？身體療癒的原理結構是幾乎是超越人類常識般地複雜。染患疾病而瀕臨垂危時，窮急智生的結晶就是尿。所以，當今的人類根本無從得知尿的眞貌。

不過，雖然不懂得尿的原理結構卻也明白這乃是世界各地盛行已久的療法。有關尿的歷史背景宮松先生非常清楚，舉例而言，漢醫必備的中國古醫書『傷寒論』的一百五十章中也有使用尿的藥物記載。

另外，尿也出現在上海科學技術省發行的『中藥大辭典』中。辭典中指出捨棄最初與最後排泄的尿而飲中間的尿，尿檢查也是使用中間尿，這也許是爲了避免尿中的雜菌吧。

一九八八年八月二十二日的『沖繩時報』中的記事中也刊登「在沖繩曾經有飲尿的習慣」。據該記事報導在明治二十一年發行的『朝野新聞』中也指稱：「雖然飲尿做爲幼兒除蟲法的習慣一旦遭受禁止，然而最近仍有復甦的傾向。」在沖繩尿療法的歷史是根深蒂固的。

但是，如果推廣尿療法會有人因而遭受損害，這也許是阻擾尿療法推廣的原因吧！

## 尿的眞理

我認爲尿才是人類最根本的眞理。如果這個眞理在全世界推廣，醫學必須從根本尋求改變。顯而易見的是藥品公司會倒閉，化粧品公司無立足之地，不僅是外科，連內科醫師也要舉手投降。保健制度也要重新改制。

現代的醫學一窩蜂地倡導臟器移植或遺傳子工學，漸漸地往偏離生命本質的方向進行。當醫學越偏離生命本質時，會由權力吸取對疾病或身體的顧慮，慢慢地會由國家管理人民的生命。差距越大越有管理的空間。

但是，尿是自己的東西，維護生命的方法極爲貼近，和管理是倒行逆施。如此一來國家根本無插足的餘地。

大家都能察覺到自己可以管理自己的生命時，就是尿療法所具有的根本眞理。

目前掌握權勢的政治家或想要創造自由世界的政治活動者，都是沒有察覺到這個根本眞理的人。

所以，所謂的知識份子們也許是最反對尿的人吧！

同時，即使是實踐尿療法的人也有不少尚未察覺到這個根本眞理的人，然而實踐尿療法才能在宇宙中活用自己。有些人已能約略地感覺到宇宙的一切完全在自己體內。利用飲尿必可確實地感覺到宇宙間最後的答案乃在自己身上。

事實上，所謂的眞理是近在咫尺。

## 新時代從現在開始

生命的文藝復興將從現在開始。我認爲這個重大的起跑點就在這十年。本世紀末是人類的危機時代，然而我覺得能否促使我們人類往延續的方向、生命充實的快適方向進展的最重要而具體的方法是尿療法。

我認爲唯有尿療法才是我們從這個世界獲得生命後的一切拯救。這絕非宗教上的觀念，而是現實上、生存問題的拯救。

但是，如果無法確信自己的能力而假藉其他的功夫以求拯救，疾病反而會日漸惡化。我看過不少這類的患者，我一再地強調首先應該試試自己的能力。

尚未付諸實踐的人今天是絕好機會。請務必勇敢地接納它，並切身地感應其可貴之處，同時，希望能把各位的經驗分享給其他的人士。那麼，本次的聚會則具有眞正的意義了。

# 飲尿

## 眞喜志奇沙子女士以東大佛教青年會信仰研究會會員的身份向沖繩時報投稿

眞喜志奇沙子

尿是排泄物。但是，我國自古以來即有飲尿的習慣卻鮮爲人知。

根據明治二十一年發行的朝野新聞上的報導，得知在沖繩曾經有過飲尿的習慣。該報導指稱沖繩設縣後雖然做爲幼兒除蟲法的飲尿習慣曾經遭受禁止，然而最近卻有死灰復燃的傾向。從報導的表現法看來，明治政府當局對飲尿的習慣頗有羞恥之感。

但是，從『古事紀』中有「尿神」一詞的記載看來，我們的祖先對尿應抱有某種的敬意。另外，在『播磨國風土記』中也有忍尿的神與強忍重物的神之間比較耐性的故事，而在三重縣一休和尚以灑小便做爲開眼供養，使關的土地公成爲信仰的中心。另外，在鎌倉時代的圖畫故事『天狗草紙』中曾描述一遍上人將尿盛在竹筒内給信者飲用的事蹟。另外，在大阪地方自古以來即傳聞由飲尿的牝鹿投胎轉世的光明皇后的出身談。

根據上述歷史文物的記載，我們發覺飲尿故事的傳說，是象徵古代信仰極為重要的部份。

既有由尿轉生的光明皇后的故事，另一方面也有以中央集權為目地的東大寺、國分寺的建立。聖武朝的大和及明治二十一年的沖繩都是在新的國家體制發展時，都因為飲尿這種極為土俗的習慣被認為是賤習而遭受排斥，其間的共通點頗饒興味。

去年晚秋，筆者造訪傳說牝鹿舔食尿的利修仙人傳說的中奥三河的鳳液泉溫泉。全身浸泡在有如尿液的黃溫泉中時，映入眼簾的是鮮豔奪目的紅葉。當時的舒適感是筆墨難以形容的。

一九八八年八月二十二日沖繩「TIMES」揭載

# 「世界快醫學情報網」與尿療法

瓜生良介

一九九一年五月，一群對健康與醫療、生態系與環境破壞等極具關心的醫療界人士與市民的自由團體成立「世界快醫學情報網」。目前日本與世界十五個國家共有五百數十名會員。

本書是以「快醫學研究會」（成爲世界快醫學情報網創立的母體）於一九九〇年五月所舉辦的「尿療法演講會」中的內容爲基礎編撰而成，而尿療法已經成爲我們情報網的象徵性的旗印。

快醫學的主題是只要能順應人所被賦予的宇宙一切的快法則（世人對此人生最大的學問竟毫無所知！）使身與心往最舒適的方向發展，自然能促成生命力的活性化。而往快適的方向活動而矯正運動系扭曲的「操體法」，及以快適的溫度調整內臟系的「綜統醫學」是基本的治療法。這些治療法任何人都可輕易地習得，不過，卻必須有若干的要領與練習。

相對地，尿療法並不需任何的時間、金錢、要領與練習。只管心存感謝地承納宇宙的恩賜。對於根據自己的生命力尋求自力更生的自然醫學而言，再沒有如此象徵性的證據了。

我剛走訪歐洲來到費城，在紐約、聖大非舉行研習會後，睽違兩年拜訪尼加拉瓜、牙買加。

在尼加拉瓜有一名數年來過著輪椅生活，爾後突然發生嚴重抽筋而躺臥病床，並在頭部留下盲貫槍傷口的年輕士兵，由於尿及快醫學的治療已回復到可以搭乘腳踏車了，他的經驗被當成是奇蹟。至於喬伊先生情況如何呢？曾經半死半活地被扛到我跟前的牙買加的喬伊先生，根據後來的書信傳達，據說已能和常人一般走到街上了。不過，現在的情況如何呢？

這都是尿療法所帶來的奇蹟，我內心雀躍著與他們的再度重逢。

（92・10・27於醫學傳教之旅）

# 尿才是最佳良藥

太田龍

## 一

六年前，宮松宏至先生出版『從早晨一杯尿開始』時，從事編輯的朋友向我推薦尿療法，這是我首次與尿療法結緣。

爾後其他的朋友也向我遊說，然而我卻不感興趣。

但是，從去年歲暮開始感覺非常疲憊，一月十八日到「URIU治療室」接受O圈測試時，據說胰臟發腫要特別注意。

後來我服漢藥又試行各種治療法，然而身體狀況卻日漸惡化，三月二十日接受瓜生醫師的診斷，瓜生先生告訴我說我的胰臟已腫得非常厲害，現在的狀況極爲危險。

三月二十日夜晚終於決定飲尿。

小小一杯尿，一百CC左右。

從那個時候開始我發覺自己的足腰相當衰弱。不久，步行困難連上車站樓梯也感到痛苦萬分。這種現象持續約一個月，不久就消失了。

五月十日再度到「URIU治療室」接受診斷時，發現胰臟發腫的情形已大幅縮小。

從五月二日增加到一大杯（一五〇CC）。

從五月底開始，我決定喝五大杯。

六月一日接受診察時，發現胰臟的反應幾乎完全消失。

同時，從這個時期開始飲尿已感覺輕鬆許多，心情也變得開朗。

沐浴時，也用尿液清洗身體。

因此，我從飲尿之後四個月治癒了胰臟的疾病，使身體回復健康，尿療法果然名不虛傳。

現在我決定持續一生飲用自己的尿。

## 二

五月初閱讀中尾良一先生著作的『奇蹟的尿療法』後來又拿到宮松先生的『從早晨一杯尿開始』、『訪尿三千里』並閱讀『壯快』雜誌上的特集記載。

從這些著述中我才發現深受錯誤的先入觀與習慣荼毒的自己，因爲，以往的自己認爲「大小便是污穢的排泄物」。

尿療法的先進們都指稱任何人在胎兒期都在母體內飲用自己的尿液，事實確是如此。大便是人體消化後的食物殘渣，但是尿卻是血液濾過後的分身。這個說明一點也不錯。

而且，據說尿中含有爲了維持個人健康，無時不刻發揮自然治癒力的產生作用所製造的荷爾蒙、其他物質。

良藥。

換言之，各自的尿才是治癒個人疾病、使身心獲得健康的最佳醫師、

## 三

宮松先生對於聖經默示錄的尾章中所提及的「渴望生命之水者可免費飲用」的「生命之水」，解釋為個人本身的尿。同時，他還主張尿療法並不只是肉體上的復元，它彷彿是促使靈魂覺醒的聖水。

基督教會的牧師們不會做這樣的主張，如果能藉由持續飲用自己的尿液而培養靈性，就再也不需要特別的聖職者或規模龐大的宗教團體。

同樣地，如果個人的身體、血液所濾過後最清澈的尿是每個人最佳良醫、良藥，那有現今巨大化的醫療產業存在的道理？

他們似乎沒有存在的理由。

不，我們甚至可以說，他們的存在對人類的身心健康而言是極具危險

而有害的吧。

# 四

我從一九八五年四月之後，推廣全面禁止動物實驗的運動，目前是「日本動物實驗廢止協會」（會長栗原佳子）的一員，現在以治療人類疾病或測驗食品等毒性爲名，全世界每年約有兩億隻實驗動物被殺害。

我相信這個動物實驗是人類對地球所進行的最顯著的犯罪之一，如果尿療法推廣至全人類，必可使現今造成人類破滅的死醫學、製藥產業消聲匿跡，因此，動物實驗的犯罪也自然無立足之地。

根據這樣的觀念「日本動物廢止實驗協會」在月刊雜誌『COMPASSION』中訴求應全力推廣尿療法。

尿療法的最大特徵之一是，誠如默示錄所述的是「免費」。所必要的只有一個茶杯。

接下來只是個人的理解與自覺，勇氣與實行力。

換言之，唯有尿是製藥公司如何費盡心思給予「商業化」也辦不到的事情。

更進一步地說，尿療法是將每個人的生命與健康從國家和金錢、醫療產業制度中解放，回復人眞正的自主性與自由的妙手、妙法吧。

太田龍一九三〇年出生於樺太。目前擔任地球維新聯盟會長、日本動物保護聯盟會長、天壽學會會長。著作有『生態教育學』『日本生態學家宣言』『超越馬克斯』『食物學入門』等三十册。

〔演講3〕

# 西洋醫學與尿療法

中尾良一
（社）日本醫學學會理事

從前置身於醫療的現場，發表從結果所獲得的對尿療法的確信，對醫學界造成震盪的中尾良一所追究的眞實醫療。

## 對尿的意識改革

我是中尾良一。

我想今天的會場中有對「尿療法」略知一二的人，也有早已實踐尿療法的人吧。

請曾經飲過尿的人舉起手來。

（約六成到七成的人舉手）

各位，飲尿並無隱瞞的必要啊！飲用自己的東西並不是做壞事。但是，各位似乎都想保守秘密。

今天，我想改變各位對尿的觀念。

## 尿療法是現代醫療的革新

日本醫師團體大致可區分爲兩種。之所以有兩種類型之分，乃是目的上的不同。

其一是，所謂日本醫師會的社團法人。其開業醫師的會員約有十五萬人。

其二是，所謂日本醫學協會的社團法人，這邊全屬學者的團體。

醫學協會的人士在去年的四月二十三日召開第一次有關尿的演講會。而今天在東京是第二次的演講。

前後相隔約一年，然而在這一年內產生了許多變化。

去年所進行的演講刊登在醫學協會所出版的『醫學與醫療』雜誌上，二月五日出版的『日本醫事新報』中也介紹尿療法的效果。

這兩者是發行於日本全國各地的醫學雜誌。

除此之外，在協會上也有尿療法的報告。

雖然以往也有各式各樣的療法，然而卻沒有被這類醫學雜誌所報導，甚至在綜合醫學上作爲講題發表。有些人會把尿療法當成茶葉療法等一般的民間療法，然而從醫學界的重視程度看來，尿療法和這類民間療法是完全不同的。

但是，以醫師爲業的人卻對尿療法嗤之以鼻。因爲，尿療法普及會使醫師喪失利益。

醫師是利用檢查與藥物賺錢。但是，如果讓患者飲尿，醫師則無法為業。對於以賺錢為業的醫師而言，尿療法是斷其生路的殺手。所以，即使認識尿療法也不進行調查，更不會向患者推薦。

所以，我推廣尿療法並沒有得到任何利益。但是，我何以在此大談尿療法呢？請各位思考其中的意義。

雖然醫師對尿的功效一直採取視若無睹的態度，然而『壯快』雜誌已開始對尿療法做特輯報導。這是直接由患者閱讀的雜誌，目前在日本全國各地已有數萬人開始實踐尿療法，同時也陸續地獲得他們的迴響。

我們已充分地透過學會或醫學雜誌，告訴勝任醫師業者尿療法的功效。但是，他們卻置若罔聞。所以，我們立即向一般民衆推廣，這麼一來醫師也無從怨尤了。

雖然我們告訴他們如果有任何異議可儘管前來討論，然而卻沒有任何人出席。而原因乃是我們擁有多數的資料，而他們從未體驗過「尿療法」，自然無反駁的資料。

所以，請各位務必記住我們是經過如此嚴正確實的管道，再由患者直接實踐尿療法，絕非秘密結社一般暗中推廣。

尿療法是醫療的革命、醫療的革新。絕非見不得人的事情。

## 對尿的認識改革

許多人雖然明白這個道理，卻不敢堂而皇之地告訴他人自己飲尿。我想至今仍有不少人認爲尿是不潔的物質。以常識而言確是如此。

光是聽到尿療法一詞就令人感到污穢。因爲，自幼我們即被教育尿是污穢的東西。所以，對尿帶有厭惡感也是莫可奈何的事。

以服裝爲例，如果說是「Pretaporter」就顯得高級，彷彿是上等貨，事實上它只不過是單品手製的婦人服（既成品）

大阪有個地方叫谷町，自古以來該地這種東西極爲暢銷，因此，谷町已成爲既成品的代名詞。事實上就是現在的「Pretaporter」，用詞的不同給人的印象也不一樣。

語言本身具有魔力，提到小便總令人感到污穢而滑稽。英語稱小便爲（PISS）或（URINE），德語稱爲（HARN），也許把尿療法說成PISS療法或HAR

N療法會有更多的人立即付諸實踐吧（笑），雖然這是開玩笑，然而人的確很容易受先入觀所左右。

如果尿眞的是不乾淨而毫無助益的東西，那也是無可奈何，然而事實上非但不是不潔物，世上也沒有比它更有益的物質。

所以，長年來認爲尿是污穢物乃是一種先入觀，希望各位從今以後務必對尿有正確的認識，尿療法根本不是骯髒的療法。

## 尿比血更乾淨

事實上尿一點也不髒。

如果是一旦排出體外的唾液，要你吞下它也礙難從命吧！但是，事實上我們經常吞服口內的唾液。就連接吻也會吞食對方的唾液。

但是，若是吐出體外的唾液則令人感到不潔。

尿也是一樣。人之所以認爲尿是污穢物乃是受到這種教育的緣故，完全是根深蒂固的先入觀所造成的。

尿和大便經常被相提並論，大便是食物殘渣或腸內細菌等各種分泌物的綜合體，而尿本來是血液的一體在體內四處循環，兩者是經由不同的迴路排泄出體外。

尿是血液在腎臟過濾後，通過尿管積存在膀胱而排出的物質，因此，比血液更爲乾淨。

如果採血之後放置一段時間，紅色部份會沉澱而變成上方帶著黃色的液體。這個液體可以說就是尿。也就是血清。

所以，如果是健康的人是完全無菌的狀態。

但是，當排出體外的瞬間就被當成是廢物。如果尿是廢物，那麼人體內則到處充滿著廢物。

這種不良的印象，對尿療法造成了障礙。

孕婦子宮內的羊水和尿是一樣的。胎兒飲用羊水，也在羊水中排泄。這時你還能說尿是不潔的嗎？

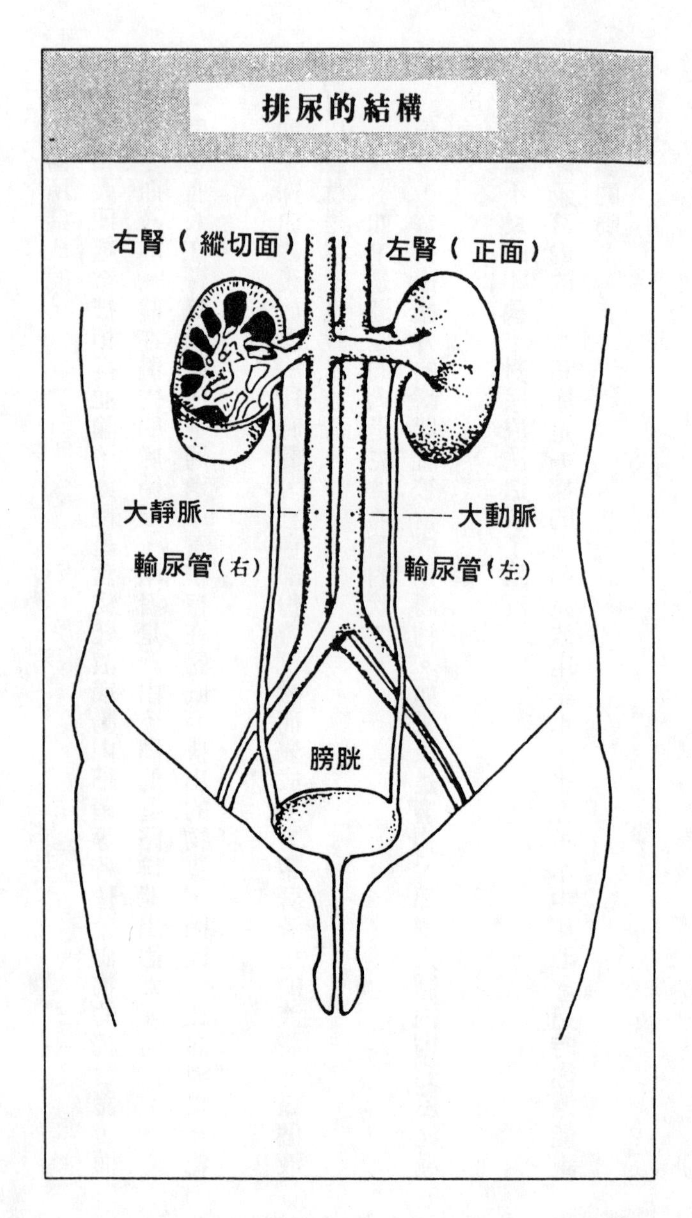
排尿的結構
右腎（縱切面）
左腎（正面）
大靜脈
大動脈
輸尿管(右)
輸尿管(左)
膀胱

# 尿療法、尿健康法的狀況

## 實行尿療法的始末

我首次體驗尿療法是在一九三七年。

從一九三三年開始我即從事醫師的職務，在此之前已聽聞尿療法是民間療法。一九三七年告訴某淋病患者尿療法的功效，結果該患者身體力行後治癒了淋病，這是我第一次見證尿療法的功效。

這位患者由於不勝淋病之苦甚至使用麻藥，然而飲尿一日之後即產生效果，經過一星期已完全治癒。連我都感到大爲驚訝。當然，他的尿中含有淋病所分泌的膿汁，這麼混濁的尿也能產生效果。

但是，我並沒有追蹤病情經過的機會，也沒有告訴他人，事情就這樣過去了。

不久，因太平洋戰爭我擔任軍醫前往緬甸戰線，同時也參與印普哈耳作戰。那是個連藥品也無法獲得的叢林，在我無計可施時突然想到尿療法，於是讓患者作爲藥物飲用，發現它仍然具有療效，感染細菌的士兵們症狀顯著地回復。

後來，在泰國也將尿作爲性病的治療。同樣地具有卓越的效果。那是一九三四年的事。

但是，當時我仍然忌諱向外人說明。到了戰後由於各種化學藥品、抗生物質的問世，更不敢公然的叫患者飲尿了。

## 皰疹也治癒了

不過，即使使用各種藥物仍然有藥物也無法控制的疾病。那就是所謂的疑難雜症。例如，目前已造成問題的皰疹。我心想在戰地曾經利用尿對細菌性疾病所產生的效果是否也能應用在這個疾病上？

皰疹是很難預測其發病的疾病。彷彿幼兒時所感染的水痘，會在全身發疹，即使治癒後其濾過性病毒也會滲入神經內而蟄伏。當濾過性病毒蟄伏的期間並不會產生任何的症狀，一旦身體衰弱則會乘勢作亂。

有些濾過性病毒會從二十年代蟄伏到三十年代，甚至四十年代。所以，不知何時會感染皰疹。

而且，一旦發病後就難以根治。搞不好會造成一生痛苦的疾病就是皰疹。

因此，有些醫院利用麻醉藥抑止疼痛，然而即使治療三百回也無法根治。

一九八七年，我獲知自己一位八十歲的醫師朋友因爲皰疹而痛苦不已。因此，我遊說這位朋友不妨飲尿試試看，他也爲了掙脫這種難忍之痛而試著飲尿。結果據說一天之後疼痛已大爲緩和。

從此之後，我才眞正地認眞看待尿療法。

## 越早實踐越有益處的尿療法

在意識上很難令人聯想到尿療法，因此，在此我想要強調的就是盡早改變各位的意識。

皰疹的疼痛有如死的折磨。

如果出現在頭或胸部倒還無所謂。女性患者如果長在陰部就大傷腦筋。雖然又疼又癢卻又不敢找醫師檢查。本以爲病勢減弱而稍一疏忽時症狀反而日漸惡化。情非得已到醫院檢查時卻被醫生說：「這是皰疹無法根治。太太，也許經過三、五年會有較好的藥。」結果連藥也不給。

讓人看見恥爲人見的部位，卻被說無法根治，結果還繳了診查費，簡直是賠了夫人又折兵。回到家裡閱讀『壯快』雜誌，發現尿療法可治癒皰疹而立即付諸實行。結果翌日症狀已經好轉。有不少人寫信來告訴我說首次碰到如此神奇的治療法。

如果事先獲知尿療法的功效就不必找醫師接受檢查。一開始飲尿即可達到效果。所以，認識與不認識之間會造成極大的差別。

這只不過是尿療法的其中一例而已，除此之外還有許多治癒皰疹的實例。

## 疑難雜症的救星——尿療法

染患皰疹的朋友告訴我說不僅飲尿後消除了皰疹的疼痛，令人驚訝的是，從五年前染患的腳痛風也轉好了。

所以，不僅是細菌性疾病，尿對痛風也具有療效。換言之，尿似乎並不只是殺害病菌，而是從根本上促進人體內的治癒能力、抵抗能力。

疾病有其併發症。某種疾病會附帶地出現各種症狀或併發其他疾病，然而飲尿後也能一併消除合併症。

由此可見尿是治療萬病的良藥。

如果各位也實際的飲尿必可體驗其價值。

我們剛開始都大爲驚訝，事實上爾後我們才發覺在中國的漢藥書籍上早已有記載。漢藥也利用尿爲藥品。

但是，我們並非從事研究這類歷史背景的人，所以毫無所知。

宮松先生當時已在山梨，而我一點也不知情，宮松先生也不認識我。因爲，宮松先生是幾年前被隔離到山梨的人（笑）。

宮松先生以前在加拿大獲知狄山前首相飲尿的事蹟，他的母親目前也在加拿大，他不但知道加拿大、印第安的療法，也曾經會晤過狄山前首相。據說狄山氏飲尿歷史將近三十年，至今仍然身強力壯。

如果我們獲知這些事實應可更積極地進行尿療法，然而我們卻連宮松先生已出版尿療法的書籍毫無所知。

有一次，我聽說有這樣一個人前來，因而獲得與宮松先生交談的機會。

我們彷彿攀爬富士山卻因攀登口不同而無法遇合。

所以，雖然我們不清楚這個療法在世界各地早已存在的歷史，然而我們卻已漸漸地明白它能治癒各種疾病的事實。

## 也能治療癌症

根據衆多的事實我們知道不僅是細菌性的性病或皰疹，尿對其他各種疾病也能產生效果。

譬如，風濕、低血壓或糖尿病。這些都是難以治療，卻有許多人因而受苦的疾病。

小野田先生的後輩中有一個從關島歸國，和小野田在中野學校接受間諜教育，曾經到緬甸擔任間諜工作的人。

這個人回到日本後不久染患肝臟癌，卻被醫生宣稱不可動手術。但是，他聽在緬甸認識的軍醫說：「我的朋友有人說小便可治療肝癌，你何不服用看看？」而他也認爲如果到醫院接受診察被百般折騰後也無法根治的話，不如試試尿療法，因而開始飲尿。

結果，一個月之後即治癒了肝臟癌。

從此之後停止一直服用的抗癌劑，到今日剛好經過半年，病情已完全好轉，目前也能到山上走走，他還寄了一張已回復健康後的照片給我。

我從未和這個人見過面，然而他連在大學醫院接受治療時的資料一併寄給我。從他的資料看來毫無疑問地是肝臟癌，然而確實已治癒了。事實勝於雄辯。

除此之外還有許多因尿療法而治癒癌症的迴響。

## 信念才能克服疾病

住在日本橋的某醫生持續三年到癌中心往診。但是，抗癌劑卻沒有發揮任何效果。他聽說尿也能治療癌症，而確信除此之外別無他法，隨即飲尿之後症狀顯著地好轉。

肝臟癌的人飲用小便而治癒。食道癌者的病情也漸漸恢復。這些都是不可動手術的疾病。也許癌症患者有感於死亡的威脅而增強精神上的信念吧。

各位如果染患癌症時也會首先到醫院服用各種藥物或動手術，經過所有的診斷、治療之後，仍然沒有希望時才倚仗尿的功效。我們看過太多這些癌症患者。

但是，其中只有一個不願接受各種繁複的檢查與治療，一口咬定如果尿無法治癒死也無妨，他是染患直腸癌被醫師指示裝置人工肛門的仙台人。這位年屆六十八歲的頑固老先生，堅決地排斥動手術，即使家人百般勸說也不聽從。

結果，開始飲尿經過一個月之後排便也順暢，不再有疼痛也能到農地幹活。據說他還質問醫師：「症狀已如此的改善難道還要動手術嗎？」

自覺縱然死也無妨的人最堅強。希望這樣的人能持之以恆地飲尿。

這完全是心理的問題。如果確信唯有尿才是拯救，即能坦然地飲用，具有尿絕對能治癒疾病的信念就可尿到病除。若是抱著這種污穢的東西怎可產生療效的疑慮，即使有效的東西也無法奏效。

我想各位已經清楚地明白尿是非常清淨的液體，接著是要抱持尿可治癒疾病的信念。

醫療界早已反覆地指稱腦的機能非常重要，患者自覺能治癒疾病的意志會對治療產生影響，甚至左右了藥物的效用。

當然，即使不信也能治癒，尿療法並非只是憑藉觀念上的認定而治病的療法，光憑暗示也無法產生如此的神效，因此，毫無疑問地尿本身具有強化人體內自然治癒力的能力，不過，精神上的要素確實會影響療效。因爲，它能增殖免疫促進物質。

## 尿可強化自然治癒力

認爲生病必須到醫院領取昂貴的藥物或接受注射，否則無法治療乃是一種錯覺，事實上，疾病會自然地痊癒。

我們無法看見人體內的情況，以為飲藥後即治癒疾病，其實人體會靜候疾病自然的療癒。也許是受服藥後可治癒疾病的暗示所產生的效果，其實一切的藥物幾乎都是毒啊！

甚至我們可以說，雖然是人體自然地療癒，卻要付醫藥費給醫師。

從憂鬱症到糖尿病，藉由尿所增強的自然治癒力可治療各種疾病。人是憑藉自然治癒力而治癒疾病，因此，尿療法對於任何疾病都具有療效。

既然愛滋病目前尚無治療的方法何不飲尿試試看，這都是不無可能的事。

當然，如果不是這類疑難雜症就更簡單了。

或許可以像宮松先生一樣把尿塗抹在患部上。當然，如果是骨折或關節脫臼的情況並無法只靠飲用或塗抹小便而治癒。但是，在傷口接合之後實踐飲尿，確實能加速治療的效果。

## 健康的人才應飲尿

誠如宮松先生和瓜生先生所言，既然可以做爲疾病的治療，當然也能預防疾病。這才是最重要的事。

有許多人多半是染患無可救藥的疾病才實行飲尿，不過，尿療法也有其限度，壽命已盡的人即使實踐尿療法也無法起死回生。

癌症若延誤時機也會死亡。

如果染患子宮癌或子宮肌腫、直腸癌或胃癌、息肉之類的疾病，一般人都以爲只要到醫院或癌中心接受診察與治療即可。

但是卻一直無法根治。非但無法根治，病情還日漸嚴重，也產生了副作用。最後會演變至無藥可醫的狀況。有不少人在臨死的邊緣才想到試行飲尿，然而這已經回天乏術了。結果，因爲飲尿無法治癒已經垂危的疾病而胡亂地批評尿療法根本毫無效果。

試行各種方法，最後只剩下尿療法時，多半已爲時晚矣。

所以，在患病之前最好能將尿療法做爲維護健康的健康法。自以爲與疾病毫無瓜葛，也不願意老到那把百病纏身歲數的年輕人，更有力行尿療法的價值。任何人總有一天都會老邁，即使不願意也會有疾病纏身。

# 尿效果的原理結構

## 獲得解明的是較低層次的問題

聽信飲尿對身體有益，而立即飲尿者療效較快。

但是，遲疑著不肯飲用的人總有百般的理由。他們是想藉各種道理以說服自己的心意。

不過，這些人卻不會一一地調查感冒藥等藥物的藥效，確認其療效的理由之後再飲用。只不過毫無根據地信賴醫學或製藥公司的權威。

仔細想想把無機物的藥品輸入有機體的人體內，即使想要藉此治癒疾病，也不可能達到效果。

身體有疼痛時則利用藥物消除疼痛；發燒則退熱。而在這個過程中身體已自然地痊癒，當自然治癒力戰勝病魔時，緩和症狀的是投服的藥物，並非藥物治療了疾病。

未開發地區的人民使用的藥物只有些許的藥草而已。如果藥草仍然無法奏效，則倚賴麻藥。吃鴉片藉以消除疾病的痛苦時，不是身體自然地痊癒就是死了（笑）。

現代的藥物也是一樣。即使使用化學藥品，也無法治療遺傳性過敏症皮膚炎或嚴重的生理痛。它的藥效程度可想而知。絕對不可過於信賴醫學或藥物啊！

但是，有不少人既不調查僅止於如此程度的藥品，又何其慶幸地掏出腰包購買。非但如此還認爲越貴的藥越有效果。唯獨這些人只因爲沒有權威的見證而不信尿的功效，同時，認爲免費的東西根本不會產生療效。

其中甚至有人說：「雖然對身體無害，爲何要飲用不知能否治癒疾病的尿呢？簡直胡說八道！」這才眞的是胡說八道。

人體內的原理結構至今獲解的只不過其中微小的一部份。爲何疾病會自然痊癒？爲何女性會生孩子？這些問題是人類至今無從得知的。即使是一個細胞不懂的事多著呢。但是，大家即使不十分清楚生命的原理結構卻會生孩子。何以人的頭腦會思考？這些問題雖然在目前的醫學上無法獲得解明，卻沒有人因此不動腦筋思考。

其實今日科學所解明的問題是屬於層次較低的部份。直到目前尚無法解開尿何以具有治療效果之謎，乃是因爲這是屬於層次較高的問題，總而言之，只要有飲尿而治癒疾病的事實即可，爾後再解開其原理結構之謎也無妨。

現代的醫學具有相當的能力，在這個學問範疇中必須解開化學藥品何以治癒疾病的原理結構，從中再發現更好的藥物。

但是，我們從事醫生業者，首先必須做的事並非醫學而是醫療。所謂醫療是面對眼前因疾病而痛苦的患者協助其盡早從痛苦中獲得解脫。根本無暇思考藥物何以能奏效的問題。如果明白藥物能產生療效，則應利用該藥物。

所以，能治癒疾病的事實遠比何以能治癒的問題更爲重要。

## 尿效果的假說

英國有一位叫葉利斯・帕卡（Eris Parker）的人曾說：「人體會製造神奇的藥物。而且，是能預防疾病的藥。」

這句話是什麼意思呢？簡單地說是可應用在治療與預防上。這個藥就是尿。同時他還說，人所排出的尿因個人所染患的疾病在成份上有所不同。尿中含有上千種類的成份。但是，這些都沒有做過研究。尿只被做爲尿檢查使用，除此之外並無任何用途。所有的尿都被捨棄了。我認爲其中有它的盲點存在。

對於尿療法的原理結構當然有我個人的假說。

雖然這純屬個人的推論，不過，當尿進入人體內時，我認爲也許會產生微量的interleukin　物質。像是生理活性的物質。

也許因爲這些所生產的物質使得撲滅癌細胞的淋巴球或「T細胞」劇增。

愛滋病也是一樣。根據以往的觀念，認爲愛滋病會使體內失去免疫力，所以，並無法利用免疫抗體來治療的疾病。任何人都提出這樣的問題。連醫學學會上也作這樣的質疑。

其實這種想法都過於單純了。人類的身體並不是如此簡單的結構。目前已發現吞食愛滋病毒菌的「食菌細胞‖殺手細胞」。但是，因爲數量太少而無法抑止愛滋病毒。不過，我推測如果使這些細胞增殖也許就能治癒愛滋病。或者有人認爲這只不過是推測而已，然而進步是由推論而開始。如果無視於推論則任何事都無法成就。湯川秀樹博士在未發現中間子之前也推論「一定存在有中間子」。不久終於發現了中間子，這個成果也是起源於他的推論。

對抗愛滋病菌的「殺手細胞」只能從愛滋病患者身上發現。換言之，是因愛滋病菌侵入體內的刺激而由體內所製造產生。

所以，只要利用尿的刺激而使這種殺手細胞增殖的原理結構，以促成殺手細胞的大量增殖即可。這個推論是否屬實必須倚賴爾後的深入追究。

但是，在揭開這個謎底之前尚需一段頗長的時間。在此之前以我們身爲醫生的立場而言，只要能明白尿有治癒疾病的功效就應應用在醫療上。與其等待判決，毋寧先由人民進行裁判。

## 諾貝爾獎也是起自民間療法

神經痛、風濕、癌、糖尿病等疑難雜症直到目前仍然困擾著許多人。所不同的是出現了抗生物質。最近稱爲抗菌劑，也就是抗生物質。

但是，事實上日本人從戰前就以另一種形式使用抗菌劑。

在我們那一個時代認爲年糕上的青黴可退熱，父母會把青黴削取下來保存。而我們就飲用這些青黴做爲退熱藥。

另外，蚯蚓被認爲是可治療結核的藥物，在大熱天裡晒乾，當患者發燒時則煎熬給予服用。

到了戰後從青黴中發現了「盤尼西林」。爾後又從蚯蚓所生存的泥土中精製出放射狀菌的產出物「鏈黴素」。換言之，蚯蚓以此爲食物，在蚯蚓的體內自然也有鏈黴素。

從這些事實看來上述的民間療法都有其確實的根據。

但是，醫生多半不採信民間療法。即使向醫生詢問也許所得到的回答是「蚯蚓或黴菌根本不會對身體有益，這些都是迷信」。

但是，這卻是日後的「諾貝爾獎」啊！到了這個時候醫師們也紛紛地使用盤尼西林或鏈黴素。

古時候的日本人理所當然的使用諾貝爾獎層次的療法。雖然任何人都不知道那是盤尼西林或鏈黴素的功效，然而這些民間療法確實能治癒疾病，當然有其存在的價値。與青黴、蚯蚓同樣盛行在民間的是尿療法。

我小時候聽長輩提及尿可治癒任何疾病。而這個記憶使我在一九三七年可以將之付諸實踐。

所以，我認爲尿療法實際上已在各地流傳。

但是，由於尚未解開其原理結構之謎，雖然有治癒疾病的事實，卻難以獲得認可。和從前的青黴或蚯蚓所獲得的待遇是一樣的。

## 注射費高而尿則免費

尿對癌症的療效極高。根據我們的研究，若持續一個月到兩個月的尿療法，即可明白是否能對該患者產生療效。

關於癌症有一項頗令人感興趣的研究。一九七一年在醫學學會上有一篇題爲『有關人尿中所存在的抗腫瘍性物質的研究』的論文發表。這是京都府立大學的老師所提出的報告，換言之是認爲尿中具有抗癌物質的研究。

但是，很可悲的是卻沒有飲尿的念頭。因爲，一般人只認爲尿是廢棄物，因此不會因爲從尿中發現某種有益物質而飲用，因此把它做成注射藥。

但是，作成藥物時必須經過各種程序，尿中的有效成份在製藥過程中已全數被消滅，所以很難產生效果。而且，製作一個月份的注射藥要花二十五萬日圓。貧窮的人根本擔當不起。

但是，尿療法是把人體所排出的尿液立即飲入體內，並不會傷害尿中的成份。而且是免費的。再怎麼貧窮的人也會排尿。

而且，若是注射必須厚生省（衛生局）的認可。如果不經由醫療審議會或藥品審議會的認可則無法出售。雖然可以像「丸山疫苗」一樣在默認的情況下問世，然而一般即使知道尿對人體有益，醫師也不會使用。

然而尿並不需要任何的許可。即使告訴大家從明天開始實踐尿療法也不會違背醫療法律。因爲，這並非無理強求。

自己飲用自己的尿液，根本不需要任何的規制。

而且，大阪某大學的講師也說過口服尿液比注射的效果還好的原因，也許是尿通過胃或腸的過程中有其特殊的含意吧。

## 尿也有其適性

那麼，爲什麼自己的尿較好呢？

目前使用於對抗癌症的藥物多半對人體會造成某種傷害，這是因爲本來體內所製造而在體內作用時，毫無弊害的物質和人工合成的藥物大不相同。

即使服用也難以被人體吸收，吸收之後也無法產生與自然物質同樣的作用。甚至還有副作用。

這裡有一篇「神奇的糖蛋白質」的醫學記事，文中指稱以往使用糖蛋白質的份量是每一公斤的體重二十萬單位，但是，現在只需其十萬分之一的兩個單位即可。

利用兩單位的糖蛋白質刺激會產生連鎖反應。換言之，彷彿一根火柴棒可以使整個東京燒毀殆盡一般，具有相當重要的導火線功能。

這眞是驚人的發現。

但是，並不必要使用這種藥物。

我認爲尿進入體內的效果就是如此。尿會刺激某種反應，最初所製造的是極微量的物質。這些物質又變成導火線而依序產生連鎖反應。最後則形成能抑止癌細胞或細菌的物質。

如前所述，尿中早已發現存在有抗癌物質，旣然如此應可直接飲尿。

另外，尿中具有預防血液凝固的物質。所以，可從尿中抽取這個物質製造「血栓酵素」的藥。日本普遍使用沖水式廁所，因此很難取得尿液，這是利用中國大陸進口的尿所製造的，事實上這可以直接飲用。如此一來即可避免染患腦梗塞或心肌梗塞。

不過，血栓酵素必須大量投服，還會產生副作用。似乎也有因休克而死亡的例子。在這一方面尿喝得再多也不會致死。

由此可見，以藥物的形態服用時，之所以難以產生效果乃是因爲它們是合成物、他人的物質。

臟器移植也是一樣。與自己血緣較近的家人的臟器較少出現排斥反應。而皮膚移植也是從自己身體的其他部位移植。因此，自己身體所製造的最適合自己。尿也有其適性。自己的尿會正確地發出最適合自己的訊號。

各位是否已經明白飲用自己的尿液而不要倚靠藥品的意義了？

# 飲尿的實踐

## 從5CC的尿開始

剛開始先試著飲5CC的尿。

如果是健康的人，每天可喝一口尿即可。尿帶著鹹味，也有點苦。有些人說難以入口，不過，如果屏住氣息一口豪飲而下則不會有任何的氣味。平常喝啤酒也不會含在口中咀嚼其味道吧。喝尿就和喝啤酒的要領一樣當持續飲用後總有一天會想明天再喝（笑）。達到這樣的境界時就是眞正的飲尿者。絕對不可心不甘情不願地飲用。應該在服用時想著再沒有這麼美味可口、難能可貴的飲料（笑）。慢慢地會發覺丟掉尿是多麼可惜的事。

喝得最多的人是一名住在九州的婦人，一日喝三公升。一般人一日的排尿量約一點五公升，怎麼想到她的尿這麼多，喝越多排得越多（笑）。

當然，並不是每個人都要喝這麼多。但是，即使喝這麼多對身體也不會造成傷害。我們首先必須做的是明確地證實尿並不會危害身體。只要能獲得證明即能使人感到安心。

飲尿時期過晚也可能無法奏效，所以，我不敢斷然地指稱尿一定可以治癒各位的疾病。但是，我卻能拍著胸脯說：「飲尿絕對不會對身體有害。」

尿是否能對自己產生療效，只能由各位自己去確認吧！

剛才沒有舉手的人，不妨今天晚上洗澡時喝一口看看。（笑）

我相信有不少人從隔天早上就可以毫無抗拒地飲尿了。你們一定會發覺原來是這麼簡單。

希臘最先使用尿是牙醫師給患者的漱口。是做爲齒槽膿漏等齒莖疾病的治療藥。

患有齒槽膿漏者不妨先從漱口開始。齒槽膿漏也是難以治療的慢性疾病之一，各位不妨試試看它是否能治療。

## 每天早上一杯有益美容與改善禿頭

開始飲尿後不但不會生病，女性飲尿者的皮膚會變得白皙、黑斑消失、皮膚變得光亮，不會長白髮。它的好處太多了。（笑）

市面上也有所謂添加尿素的化粧品，不過，攝取尿素非常麻煩，因此價格極爲昂貴。既然如此何不飲用自己的尿液。

也有人因飲尿而治癒了禿頭，人一旦禿頭之後髮根多半已經毀壞，因此，不要以爲自己與禿頭無緣，應盡早預防爲妙。

不過，仍然必須留意－據說某人爲了治療禿頭每天早上在頭上塗抹尿液後到公司上班，經過幾天後被公司的人說：「你在頭上塗什麼啊？怎麼有股臭味。」（笑）塗在頭上之後必須洗淨後再到公司。

有一名八十歲的老太太每日飲尿，看起來只有六十歲左右。她每天早上飲尿並洗臉、洗頭，然後沐浴。她本來是學校的老師喔！

至於男性也會有精力回復的現象。一名高齡八十四歲的老先生前來報告說：「睽違十幾年勃起了。」（笑）

## 醫生什麼也不懂

有些人在實踐之前還不敢相信而向經常求診的醫師請教是否可以飲尿。他以爲醫師什麼都懂。

其實醫師什麼也不懂。目前有所謂婦產科、皮膚科、泌尿科等專業的細分化，因此，醫師除了自己的專業知識之外一無所知。同時，也沒有對自己專業的事物完全都懂的醫師，誠如前述全體醫學界目前所闡明的問題有如冰山一角，一名醫師所認識的事物根本不足爲道。

就連尿的問題會熱衷地一一閱讀我們在醫學雜誌上的投稿，或學會上的報告，並給予研究的醫師並不多。

對尿療法的事情毫無所知，又没有自己親身體認的醫師，卻揚言飲尿根本不會治癒疾病。患者對醫師都有極大的信賴感，當醫師這麼說時就以爲是理所當然的。

每次聽到這種事情我都堂而皇之的叫他出來和我對質。我自報姓名毫不畏縮，然而對方卻隱姓埋名而毫不知恥地說尿對人體有害、没有效果等等。我每次都告訴這些人如果眞的這麼認爲的話，隨時都可以前來對質，但是從來没有人出面指證。

換言之，他們並非有所根據而胡做主張。只是一無所知像一般人一樣認爲尿是污穢物而信口開河。

但是，因此而遭受損失的是患者。本來有心一試卻聽醫師之言而放棄。或者本來飲用卻不再持續。有些人疾病已漸漸治癒卻被醫師制止而延誤治療。

希望身爲醫師者不要任意發言，造成患者的損害。

如果造成紛爭我也不會被擊垮，因爲我有龐大的資料可尋。持續約三十年飲尿的狄山前首相、飲尿十年的宮松先生，這樣的人太多太多了。而有人竟膽敢忽視這些人的存在，並叫囂尿是有害的。

這樣的醫師令我難以信服。

## 尿中的細菌不足爲憂

各位最擔心的是「尿中是否含有細菌？」的問題，其實就連我們的手上也有許多的細菌，食物殘餘的細菌更不得而知。而且，大家在吃這些食物時都一付無所謂的樣子。

相對地，尿中是無菌的。即使有，也是染患腎盂炎或膀胱炎、尿道炎時，而且，從顯微鏡中只能看到一、二塊而已，根本不足爲慮。

菌聚集數萬隻後才能發揮病源性，因此，少量的菌進入胃內對身體不會發生任何作用。

與其在意這些少許的病原菌，毋寧藉助尿的力量增強體內的自然治癒力，以加強治癒疾病的能力。

各位對尿的問題有許多不放心的地方，其實一點也不必在意。另外，也有人說：「我是高血壓症，如果飲用帶著鹹味的尿是否會造成鹽份攝取過量呢？」其實尿的鹹味不僅是出自鈉，也含有多量的鉀，並不需要擔心。

至於血尿最適合治療其病源的仍然是尿，一點問題也沒有，同時，宿醉後的尿也可放心飲用。

有些人懷疑食品添加物等的化學物質是否會參雜在尿液中，每個人一日的排尿量約一·五公升，每日飲用一杯尿液只不過佔其中的十分之一而已。這一杯尿液再度輸入體內，並不會產生不良的影響吧！

## 金杯最好

飲尿時切忌使用紙杯或塑膠杯。

以食物爲例，如果裝盛在金盤、銀盤上會顯得美味可口，然而再怎麼好吃的料理，若放在紙盤上就彷彿是野餐一樣（笑）。

如果外出或旅行也許只能將就環境的不便，但是，若在家裡請使用家中最好的杯子。陶器杯比玻璃杯還好，最好是不透明的杯子。如果是透明的杯子總會去注視它（笑）。仔細看尿時有時會發現其中混雜著異物。因爲，黏著在尿道口的物質會一起排泄出來。這時有些人會感到在意而打電話來詢問。這些人常問「尿中好像參雜些什麼東西……」或「今天的顏色特別濃…等等」這些問題根本不需要在意。

尿既然可以拯救人命，何不大方地掏出腰包購買一個較昂貴的杯子使用。我都是使用金杯飲尿。那個金杯價值二十萬日幣。現在金價較便宜（笑）。二十萬元可以使用一生，算起來也是便宜的。不需要的時候也可以出售給他人（笑）。

使用金杯時飲尿會變成一種樂趣（笑）。白天不使用時可放在佛堂前當做金鐘敲打（笑）。

如果怎麼也找不到杯子的人可用手汲起來喝。如果沒有如此開懷袒蕩的胸襟則無法實行尿療法。

## 狗已經知道尿療法

宮松先生的談話中曾經提及世界各地已有尿療法的實行，也有人說在日本數千年前就有人實行尿療法。

其實，狗也飲尿。

我家的狗吃完東西之後會把小便排在容器內飲用。當然，並不是我教牠的。牠每天都這麼做。我並沒有忘記給牠水喝，也許並不是單純的口渴。以往從未生過疾病，或許狗基於本能獲知尿的珍貴吧。所以，狗要喝小便時絕對不可斥責牠。

我家的狗已經活了十八年，也吃自己的糞便，身體卻毫無異樣。就連糞便也不會變成毒素。當然，狗的身體結構和人體不同吧。

## 眞正想要自己健康的人才喝

仔細地調查尿中參雜有何種菌類、何種成份時，時間已漸漸地流逝了。一旦想要飲尿卻爲時已晚矣！所以，眞正想要治療疾病的人根本不必顧慮這些問題。

譬如，船隻遇難時搭船的人不能持續飲用海中的鹽水延續生命，據說飲用自己的尿液才從死裡逃生。在緊要關頭沒有辦不到的事，而且，如果尿對人體有害，那些船上的人全體都應該早已死亡。

飲尿對身體無害。其實只要明白這一點就可以了。接下來只是要不要飲尿的問題。從壞處解釋即使沒有治癒疾病也毫無所失。然而事實上尿確實具有治癒疾病的能力。

無論是病患或健康的人我都建議能盡早飲尿。但是，有些人一直遲疑著無法斷然實行，即使開始飲用後也不能確信尿的效果，甚至認爲這麼污穢的東西怎麼可能治療癌症。像這種狀況如果延誤飲尿時期，則會造成尿眞的無法產生療效的結果。

這種人根本不需要央求他飲尿。硬是無理強求也不會因而從中獲利（笑）。

我只不過是爲當事人著想而建議飲尿，如果因而遭受埋怨可划不來。

無法信任尿的功效的人，最好不要飲尿。

每當聽到某某人去世的消息時，總會想到「如果飲尿就好了」，而我的朋友中有人就是因爲不飲尿而死亡。

## 最好不要吃藥

其實人最好不要吃藥。

所以，我眞想告訴人停止服藥，但是，癌症的情況有時飲尿也來不及。也許是因爲沒有飲尿而加速病情的惡化，確實有不少人在回天乏術之時才懊悔如果做那個或吃那個就好了，家人也是後悔不已。

如果眞的具有對尿的信念，同時家人也獲得理解時，最好只依賴尿的治療，否則就試行各種方法，再試試看尿的效果。

不過，希望各位理解的是，抗癌劑只不過具有延長壽命的效果，連衛生署也指稱它並非治療癌症的藥物。

所以，我認爲即使不使用也無妨，不過，這也強求不得。

如果持續服藥時，尿中會殘存藥劑，所以，在深夜一旦排出尿之後，再飲用早晨所排的清淨尿液即可避免藥害。

當飲尿而漸漸產生效果時，應慢慢地減輕藥量，摻雜藥劑的尿味非常難喝，因此有不少人因而放棄飲尿。

有些人瞞著醫師開始實踐尿療法，不再服用任何藥物。當症狀完全轉好之後醫師似乎認爲都是藥物所產生的療效。據說醫師一再開同樣的藥，而患者則不停的捨棄。那位醫師至今也許仍然深信他所開的藥的療效吧。

但是，與藥物併用的情況及完全停止服藥的情況，何者對身體有益，我並不清楚，這只能依據當事人所信服的方法。

## 別人的尿也行嗎？

某個小說家在雜誌上也發表對尿療法的看法。這個人據說因痛風備受折磨，因此，當我告訴他不妨實行尿療法時，立即應允而付諸實現。

結果情況大爲好轉，現在則問我：「處女的尿是否更好？」（笑）。

其實飲用他人的尿應該也不會造成弊害，或許也能從中攝取女性荷爾蒙，不過，我認爲到底還是自己的尿最好。

據說在印度被毒蛇咬傷時會立即飲用自己的尿，根據報告，它會變成血清而使死亡率降至十分之一。記得這些也許日後對自己有益吧。不過，毒性強時有可能因而氣絕，因此，這時僅管讓患者飲用別人的尿。不過，這純屬代用，最理想的還是飲用自己的尿吧。

在中國的書籍中也提及可以飲用健康人的尿，然而若以前項所說明的道理而言，自己的疾病除非自己的尿否則無法奏效。

## 祝各位健康

### 恢復健康之後

有些人飲尿而治癒疾病之後會詢問是否可以停止飲尿。其實尿是健康飲料（笑），最好在有生之年持續飲用。

譬如，消除肥胖症或身體過於清瘦，在飲尿後終於有一般人的體型。或者睡眠時間變短、頭腦變得清晰等。

當然，這都有個人差異，也許無形中也治癒了自己尚未察覺的疾病，總而言之它能保持自己最健康的狀態，所以，最好持續飲用。一旦飲用之後應該不會有排斥感了吧。

而且，不僅自己恢復健康，當家中有人生病時也可以勸家人飲用。

一個住在札幌的小學五年級的學生寫信給我。

他信上說：我的父親一個人瞞著家人飲尿，結果被母親撞見。母親責難父親瞞著家人飲尿太自私了（笑），母親說我們也要飲尿，結果母親和我飲尿之後腦筋變得相當好，我從來沒有想過有這麼好的方法（笑）。

最好在這種氣氛下全家人一起飲尿。

## 最後

請不要找對尿一無所知的醫師商量而動搖自己的決心。我們手邊擁有他們毫無所知的資料，也有衆多的證人，若要商量請到我們這裡來。如果任意找個醫生詢問尿療法的問題，彷彿是向幼稚園學生詢問大學程度的問題（笑）。

同時，請務必注意持續飲尿而病情漸趨好轉時，不要因爲出現了好轉反應，而中途放棄尿療法。其中有人全身冒出濕疹，或乍看之下令人頗爲擔心的症狀反應，事實上不必塗抹藥物不久即可消失。就我所知至今尚未有人出現幾乎難以忍受的反應。

相反地，有些人因看不到效果而停止尿療法。千萬不可焦急啊！

如果是健康的人較難出現反應，然而如果仔細地觀察身體，必會發現狀況比以前良好，睡醒後的感覺也舒坦多了。

尿療法要談的事情無可限量，總而言之，不論是任何疾病的治療或預防，都有飲尿的價值。

# 飲尿是意識的變革

松岡久美子

筆者曾經從事某雜誌的編輯工作，大約七年前在該雜誌的創刊號上刊載宮松先生的事蹟。

我是經由某攝影師的介紹而前往會晤宮松先生。宮松先生談到他長久居住在加拿大、印第安的原住地，由於印第安部落之間也因紙漿工廠的廢水而發生有如水俣病的疾病，從而談到他所實踐的尿療法的話題上。

我覺得他的經驗頗爲有趣而在雜誌上刊登，結果接獲許多讀者熱烈的迴響，紛紛來函詢問「那是眞的嗎？」或持反駁意見認爲「飲尿怎麼可能對身體有益」。因此，在此之後也刊載有關這個問題的記事。

另一方面，由於宮松先生對於加拿大的水俣病非常清楚，和日本支援水俣病患者的人士也有交流，回到日本之後也曾舉行報告會，當時似乎在閒談之間也談到尿的話題，因此，藉由推進這類運動的人士或實踐自然食團體的情報網而推廣開來。

翌年，宮松先生出版『從早晨一杯尿開始』的著作，結果一再增版，銷路極佳。雖然並不像今日各個媒體競相報導的盛況，卻屬於細水長流持續固定銷售量的類型。

所以，在出現這次的盛況之前已歷經數年在民衆之間一傳十、十傳百的交互傳達之下確實地推廣開來。想以個人的能力改善自己身體的人並不會因爲社會上所掀起的風潮而盲目跟從，他們是在確信尿的功效而心悅誠服地持續飲尿吧。

不過，當時並沒有中尾先生等醫生的見證，也沒有特別強調能治療疑難雜症的部份，我認爲是精神方面的要素使然吧。這是帶有改變以往將不污穢的東西認定是骯髒物的意識，或對自己身體所抱持的觀念上變革的意義。

因此，當時我和多數人一樣，直到現在對於尿能治療癌症或可預防疾病的效用未必採信。

當然，也許我會告訴想盡各種辦法也無法治療身上疾病的人不妨試試尿療法，但是，不管當時或現在都不會斷然地告訴他人飲尿必定能治癒疾病。雖然我知道有許多人指證飲尿而治癒了疾病，然而我卻無法擔負其他人飲尿是否也能奏效的責任，同時也不表關心。

我認爲斷然地指稱「飲尿可治癒任何疾病」而不把它當做意識變革的方法，個人的誠實度有待商榷吧。

直到現在每當有人向我提出這個問題，常令我不知所措，因此，我個人並不太願意出席這樣的場合（笑）。

# 毀滅尿療法的是人們的意識

松澤吳一

在電視或廣播節目公然地宣稱飲尿行爲，也在雜誌上投稿，並且在情報雜誌『寶島』中利用一頁的篇幅刊載飲尿時的分解照片的我，飲尿動機的百分之九十是出自好奇心。

我想確認傳言中尿所具有的效果的眞僞，而且，我認爲如果沒有這個機會一輩子也不會飲尿，因此，結果變成不飲尿不行了。

即使沒有任何療效也做了一件頗爲有趣的事。既然是根據自己的判斷以自己的責任實踐尿療法，也不會因沒有療效而認爲是他人的不是，同時我認爲這是違背尿療法本來意義的行爲。

尿療法是把以往委任給權威的生命爭取到自己的手中，如果能因此而認識「現代醫學根本沒什麼了不起」或「人的身體隱藏有神奇的能力喔！」「這種嘗試不可盲目聽從」。我覺得飲尿已經達到百分之八十。

如果拘泥於飲尿是否能治癒疾病的人，最好再等個二～三年把自己的生命交給醫師或藥物處理，靜觀其變反而好吧。

我在實踐尿療法之初爲了試驗其是否眞的具有效果，反而刻意地對尿療法不帶有任何的期許。換言之，我想避免僞藥效果，如果不忮不求地持續飲尿而能治癒的話我認爲尿療法就眞的是名不虛傳。不過，我並不遵照宮松先生、中尾先生的教導，而使用玻璃的啤酒杯飲尿，但是，身體上確實產生了變化，以我個人而言不得不認同尿療法確實具有效果。

身體健康的我，本來以爲身體大概不會有顯著的變化，但是，反省飲尿之後的三個月最顯著變化的是肌膚。飲尿第三天臉及手臂變得光滑柔嫩。經過一個月後連手肘、膝蓋也變得乾淨。大約一個半月之後指頭上的裂痕也消失了。我的指頭一年四季都出血，深怕被人看見自己的手指，然而現在已能毫無顧忌地把手指頭伸出來。

同時，以往很難入睡，經常躺在被窩裡二～三個鐘頭也睡不著，但是，最近一到晚上就產生睡意。

由於身體上所產生的這些變化，從此之後碰到人就談尿療法的事。

但是，像我這種以好奇心而飲尿的人在世上似乎不多。

不過，另一方面我也是具有懷疑心的人，有關尿療法我認爲有人確實可以因而治癒疾病，然而不僅是癌症末期的人，在其他各種疾病上也有無法因尿而治癒病情的人吧。因爲，我覺得有些人本來就缺乏尿所強化的自然治癒能力，也有人已完全地喪失這種能力吧。

但是，雖然如此如果不身體力行則無從得知自己的反應如何，當我經過調查而發現尿至少不會危害人體時即開始飲尿，然而其他多數人對於人體所排出的尿卻有多方的質疑與挑剔。「既然尿具有效果何以尚未普遍的推廣？」「尿中不會參雜菌類嗎？」「飲尿後口不會發臭嗎？」尿的問題可眞多。當然，我個人也有這些懷疑，直到目前仍然有許多不明瞭的事，但是，這些問題可在飲尿時慢慢地思考，而且，飲尿之後一定能從中獲得許多解答。目前宮松先生或中尾先生已出版有關尿療法的書籍，除此之外也可從泌尿器相關的書中調查原委。何必囉囉嗦嗦地藉故推辭呢？

事實上，一般人都是渴望別人的保證吧。最典型的例子是「既然大家都做我也做」、「如果醫師都認同尿療法，我也試試看」、如果保持這種態度一旦有什麼狀況發生時即可嫁禍於人。

但是，一旦飲尿之後應可察覺尿療法的本質，換言之親身的體驗到「自己的能力竟出乎意料地驚人！」「自己的問題答案似乎就在自己的身上」。然而有些人卻有不同的反應而令人爲難。我曾經看過很明顯地臉頰變得紅潤的人，卻一副攻擊的口吻向我質問：「飲尿之後根本沒有產生任何變化。」也有人已確實產生效果卻一再地確認說：「不知何時會出現副作用？」如果這麼在意的話就不要飲尿了。甚至有人一再地叮嚀我說：「絕對不要告訴別人我飲尿喔！」何必對自己的能力感到羞恥呢？

或許有人過於信賴尿療法的效果而不注重生活上的保養，結果染患疾病並大聲的喧嚷「尿療法根本沒有效果！」因爲這個療法普及而感到爲難的人如果運用金錢大舉反對的號召，連飲尿而有效果的人也會因而意志動搖。

我對任何事物都感到有趣，因此，我也曾認眞地想過暫且停止飲尿，等待患病之後再度飲尿，以試驗尿對疾病所治療的程度，即使無法治癒疾病也覺得有趣。

當初我曾預測如果尿療法推展開來不僅是醫療上的問題，在各個方面會使整個世界產生改變，然而事實似乎不如我所預料。有太多的人凡事都倚仗他人，我認爲個人的意識是一直毀滅尿療法推廣的最大原因。全世界人類的解答就近在眼前，這是多麼令人惋惜啊！

松澤吳一一九五八年生。自由作家。在出版、音樂、廣播、映像等方面極爲活躍。同時也活躍於『SPA！』『寶島』等雜誌。

# 事實勝於雄辯
## (尿療法體驗記)

克服膠原病、躁鬱症、過敏性皮膚炎、尿道炎等疾病者的證言。以及治癒皮膚粗糙、成功地改善體質等來自各方實踐者的體驗。

# 1「URIU」治療所的臨床報告

◇以下所介紹的五個人都是最近「URIU」治療所的患者，其事例是由本處的編輯部直接採訪所得。

## 突發性的血小板減少性紫斑病已幾乎完全治癒

佐藤道代
●二十九歲　主婦

當時因爲身體很容易疲勞而且皮膚各處出現紫色的斑點，心理覺得很疑惑，所以在一九八八年四月到醫院接受檢查，結果發現是血小板異常減少的疾病。血小板的功用是促進止血和保護血管，其正常值是十三萬～三十萬立方釐米，但是當時我的血小板值只有一萬七千。

複檢的結果確定是「突發性血小板減少性紫斑病」。雖然醫生指示我必須馬上入院接受治療，但是聽說將被迫大量服用類固醇，甚至必須接受胰臟摘除手術而心生恐懼的我，以「要我住院，不如殺了我」的態度，說服了極端反對的丈夫讓我在家療養。

剛開始我採用中西醫合併的綜合療法，一邊持續使用少量的類固醇劑，並接受針灸、果菜汁療法等自然療法，結果在一年半後血小板的數值就超過了三萬。

後來，換了一家醫院接受針灸治療，其間血小板值雖然曾經達到五萬，但是因爲那位醫生非常反對使用西藥，我遵照指示停止服用類固醇，結果血小板的數值卻降到一萬五千，那位醫生對我說以後用不著繼續接受治療了。

後來，透過朋友的介紹而認識了瓜生醫師，而在一九九〇年七月開始到「URIU」治療所接受尿療法和操體、活生器、枇杷葉的溫熱療法等。同年八月血小板的數值就上升到四萬、十月是四萬八千、十二月六萬一千，一九九一年三月八萬一千，到了一九九二年四月終於恢復正常值的十三萬。現在（十月）已經有十六萬七千，而且身體也沒有任何的自覺症狀。

短短的兩年多一點的時間就獲得這麼神奇的療效，實在令人驚訝，我向瓜生先生致謝時他卻對我說：「治癒你疾病的不是我，而是你自己的身體。」

事實上，我並不是一位很有耐心的人，兩年來對於瓜生先生所指示的治療方法我並沒有完全照做，其中枇杷葉得來不易也是原因之一，眞正每天力行不倦的只有尿療法。

所以，事後回想起來，兩年來的治療中最有效果的應該是尿療法。

我每天早上一定喝一杯一五〇CC左右的尿液，晚上則時有時無。最初對尿療法確實帶有極大的排斥感，可是習慣了之後就覺得非常自然。

雖然我的先生一直都是半信半疑，但是看到我已經恢復健康的事實，也不得不承認尿療法的效果。

此外，我的身體一點也沒有異樣的感覺，現在回想起來，以前偶而會有便秘的情形現在不再出現。說不定這也是尿療法的效果所致。

## 克服躁鬱症，重回工作崗位

●田村伸一
二十八歲　上班族

最初出現症狀是大學聯考落榜那一年的夏天，所以是十八歲或十九歲的時候。

所謂的「躁鬱症」是人的身心狀況會反覆地出現非常焦躁的狀態，或什麼事也不想做的鬱悶狀態。雖然我的情況並不是規律地反覆著焦躁狀態、中間狀態、鬱悶狀態的現象，但是所呈現的症狀卻和書上所說的躁鬱病並無二致。

只是，我也和一般人一樣很難相信自己已經患上這種病，所以一直不願意去看醫生。因爲，彷彿是自己給自己判刑一樣。

這樣的狀況拖了三、四年，當然躁鬱的狀態越來越嚴重。父母親也覺得事態非常嚴重，硬拉著我上醫院接受檢查。

可是，剛開始一點效果也沒有。上大醫院看病的人總是非常多，每次去看病都要等好幾個鐘頭，而且醫生也沒有爲我作詳細的檢查。

於是只好找住家附近的小醫院接受治療。直到今年才聽朋友說「ＵＲＩＵ」治療所的醫術非常高明。於是在今年五月我就上門求診。

因爲聽說尿有神奇的功效，所以我就開始實施尿療法。爲何聽到這種顯得骯髒的治療方法不會排斥而斷然地付諸實行呢？事實上，我已經對長久以來到醫院看病的情形感到非常厭惡，而且自己的身心狀況又一直沒有好轉，但是，如果實行尿療法的話則可在自家治療，用不著再上醫院了。

我每天早上一定喝一杯尿。平時則視心情而定喝二、三杯。

就我個人主觀的判斷，自從實施尿療法以來，覺得身體已經大大好轉，身心已經像

三、四年前那樣的安定，最近的行動更和一般人並無兩樣。有躁鬱症的人通常是無法安寧的，而我現在的生活則和一般正常人一樣，晚上能按時就寢早上能按時起床。

我的身體本來是非常健康的，自從上小學以來，除了頭腦不太好以外身體方面從未曾發生過什麼病痛。我在尿療法的期間除了在第二個禮拜之間曾發生過好像把體內的東西全部排除般的嚴重腹瀉，並沒有其他異常的感覺。雖然是嚴重的腹瀉，但都只是在早上的幾個小時之內就停止，一點也不會影響到當天的行動。

## 一個月就治好被大醫院認爲是回天乏術的疾病

竹村良子
五十五歲　家庭主婦

當初我去找瓜生醫生看病時，他對我做了〇圈的測試，結果很準確地診斷出我的症狀，令我非常的吃驚。

我的情況是幾乎全身是病，從去年二月開始就因腎臟惡化而排不出尿液。去年九月又因「狹心症」昏倒而住進綜合醫院，到十二月才出院。這期間連大便也排不出來，如果不吃藥的話，半個月幾乎也不能排一次便。可是，雖然在醫院住了三個月，卻一點也沒有好轉，甚至有更加惡化的傾向。

我的女兒以前曾經聽說過瓜生醫生的大名。所以出院後，等到稍微有一點體力可以自己走一點路的時候，才在今年一月由家人攙扶去拜訪瓜生先生請求治療。

當時我全身是病，又是「肝炎」、「胃潰瘍」、「巴金森氏病」。瓜生先生認爲我的疾病是荷爾蒙失調所引起的。

於是，瓜生先生指導我杉菜、蒟蒻等飲食療法、枇杷葉的溫熱療法、體操法、尿療法。可是大約一個月之後卻發生嚴重的出血。據說是子宮內膜破裂所引起的，不過那一次的出血以後，身體的狀況卻逐漸地開始好轉起來。

所謂巴金森氏病是因爲神經障礙所引起的，身體會不自主的顫抖，而無法拿穩碗筷，想說話時，嘴唇會一直顫抖，是一種非常難以治療的疾病。可是我現在的身體狀況卻非常良好，一點也沒有疾病的症狀。

在綜合醫院接受了三個月的檢查、治療也無濟於事，卻在瓜生先生的指導下一個月就根治了。

目前已停止其他的治療法，而持續飲尿，連感冒也不再犯了。

不過，曾經有過一次停止飲尿，結果隨即傷風感冒，尿似乎必須持續的飲用。

我的女兒、女婿也是尿療法的實踐者。女兒的姑姑腎臟不好曾經排出血尿，然而當我教她實踐尿療法及杉菜療法之後，她的症狀也轉好了。所以，即使混雜有血的尿液也具有效果。

## 遺傳性過敏症皮膚炎、現在治療中

篠田佐織
●十五歲　高中生

我本來具有過敏性體質，從小學開始常因過敏性鼻炎備受煎熬，每次一有症狀即用藥物壓制，然而上了中學之後卻又變成了「遺傳性過敏症皮膚炎」。

我的症狀是手腳長了濕疹，尤其到了夏天情況非常嚴重。雖然仍然每日服藥，卻只能防止濕疹的擴大，並無法根治，醫生也說：「已經失去抵抗力而無法治療。」於是今年二月到瓜生醫師的診療所接受治療。

瓜生先生指示我實行糙米食及尿療法，我雖然開始實踐糙米食卻無法立即飲尿。對於尿我並沒有感到污穢的排斥感，然而卻無法立即付諸實踐，直到一個月左右之後才開始飲尿。

但是,曾經有一度症狀惡化,癢得晚上睡不著覺。

後來經過調查才發現我是對糙米過敏,因此立即停止糙米食。據說大約一百人中有一、二人會對糙米過敏。

濕疹漸漸擴散到其他部位,現在連臉上也出現了濕疹,至今已實行了四個月左右的尿療法卻還未根治。這到底是糙米所造成的或好轉反應的現象倒不得而知。

不過,在我持續飲用之後,從上個月起已不再感到騷癢,我覺得似乎症狀已漸漸地轉好。

## HTLV—I的反應消失了

清水清美
●五十歲 主婦

大約十年前我染患子宮肌腫,當時利用飲食療法使症狀減輕了許多,血液檢查的結果也非常良好,因而大爲放心,然而從三年前開始,腹部腫脹起來,去年的十二月左右症狀復發,今年一月子宮出血,我立即到醫院接受檢查,結果據說可能又是肌腫的緣故。

因此，我又開始實踐飲食療法，經過一個月左右雖然身體狀況轉好，然而也許是上了年紀的關係無法持之以恆，我找朋友商量時對方告訴我說：

「有一個叫瓜生的醫生，我有一個朋友連醫生也宣告無效的腎臟病在那兒治好了。那位醫生的確可靠，妳不妨去試試看。」

三月我到瓜生先生的診療室，他告訴我說是染患了「HTLV－I濾過性病毒」。據說這種濾過性病毒是誘發所謂成人性白血病的血癌或各種癌的導火線。

首先，我接受艾草煙薰的治療，這個治療非常好。我覺得身體變得輕快起來，於是每天持續這個治療，一個星期後進行調查時，瓜生先生說：「咦？肌腫消失了。這可是前所未見哦！」我雖然自覺症狀已經轉好卻也大爲吃驚。

雖然瓜生先生也勸導我實踐尿療法，我卻遲遲無法付諸實行。但是，有一次我到文京區民中心聽演講時，發現許多人都有飲尿的經驗。當我聽到一名染患風濕而因尿療法而治癒的人談起其經過之後，終於在五月一日開始實踐尿療法。

但是，我把它盛在小酒杯打算飲用時卻喝不下口。我聽說可以摻雜點東西一起飲用，因此，加一點白蘭地和冰塊後才喝下去。

本來最好每天持續飲用，但是，聽說不想喝的人無理強求反而不好，因此，現在是想喝就喝，慢慢使自己習慣的階段。味道和草藥差不多，出人意外的一點也不臭。

我並沒有每天持續飲尿，所以，自己並沒有查覺到顯著的效果，然而常有人說我的臉色好，而瓜生先生也表示我的HTLV－I的反應轉好了，我覺得這大概是尿的恩賜吧。

但是，我沒有告訴家人及朋友。前幾天一個朋友突然告訴我說：「喂，妳知道尿療法嗎？」我卻不敢老實地告訴她自己正在實踐中。但是，大家似乎對尿療法產生了興趣。

# 2日漸普及的尿療法

◇以下五位實踐者是採訪自編輯部周遭的親朋友人中開始飲尿的人。

## 十年來首次有這麼漂亮的肌膚

黑井利昌
●二十八歲　設計師

開始飲尿是在今年的四月。

我從友人口中獲知尿療法。從他滔滔不絕地談起尿療法的假說及其效果約三十分鐘後，由於對方神妙的說服力及對肌膚能立即產生效果的誘惑，我覺得不妨試試看。因爲，我從十年前左右開始，臉上長了一大堆痘痘，尤其是嘴角邊的痘痘已呈瘡疤狀，雖然擦藥症狀會好轉，卻又立即恢復原狀。

我聽說飲尿對身體絕對不會產生弊害，因此，當天晚上立即飲了尿，對於出乎意外地毫無臭味的尿感到驚訝，隔天早上又喝了一杯，但是，它比昨天晚上的濃厚得多，我無法喝完一杯，好不容易地才勉強喝了半杯，而且，喝完後口內留有苦澀，我擔心會因而留有口臭遭人嫌棄，於是比平常更爲仔細地刷牙，甚至懷疑：「可以持續飲用這種東西嗎？」

不過，二、三天後即出現效果。早上當我洗臉時覺得臉上的肌膚非常滑嫩。我雖然懷疑效果未免太快了，然而次日及接下來的日子仍然是異於往常的滑溜。

經過約一星期，已往很少長痘痘的下巴及額頭也開始長出了痘痘。後來背部也長了濕疹，癢得幾乎受不了。

這種症狀持續一星期到十天，不久，臉上帶有瘡疤狀的痘痘開始剝落，經過數天之後瘡疤狀的痘痘已完全消失，背上的濕疹也不見了，最近對飲尿已不再有排斥感，口上殘留的苦澀也不引以爲意了。

據說尿和唾液的成份幾乎相同，因此不可能帶有口臭，內臟的機能也會轉好，所以，沒有飲尿的人反而較有口臭。

爾後反覆著臉上痘痘出沒的症狀，不過，已經比以前大爲好轉，我相信總有一天會完全消失吧。

同時，我也發覺似乎較不易疲倦，常有人問我：「你的肌膚怎麼變得這麼好？」然而我卻無法向任何人告之實情。

## 頑固的尿道炎也根治了

●木俣隆史
二十七歲　店員

這五年來我被「尿道炎」折騰了許久。雖然還不致於傷害到生命，不過，尿道會化膿的疾病令人感到厭惡。一有症狀立即到醫院打針治療，不出三日即可根治，但是，每年會反覆出現數次委實令人傷腦筋。

據醫生所言，同樣的部位無法避免發炎，體力衰弱時很容易再犯，因此，必須小心留意不要染患。但是，當公司碰到結算期等必須持續加班的時候，身體一旦積壓了疲勞立即又發病。平常沒空到醫院接受治療，常有至少一星期持續化膿的症狀。

我從一位同樣染有此症的久違的朋友口中得知他實踐尿療法之後目前的身體狀況非常良好，因此，我決定翌日也開始實行尿療法。

經過十天左右又感到那種搔癢感，發現患部又出了膿。我曾經懷疑尿療法也許根本無效，但是，我又覺得也許這是一種好轉反應而決定任由它去。以往任由症狀發展則好不了，但是，這一回經過十天左右卻自然地療癒了。

後來，僅只一次出現三天左右的化膿，至今約兩個多月從未發病，似乎已經完全根治了。

同時，身體狀況極佳，也很容易入睡，因此我打算今後持續飲尿。

## 只塗抹在手上也能根治濕疹

鈴木信司

●四十三歲　上班族

我的皮膚本來就不好，手臂、手肘及膝蓋上長有「濕疹」，塗塗抹抹擦了各種藥物卻無法根治，由於不痛不癢也覺得不必到醫院檢查，而從過了四十歲大關之後關節處開始產生疼痛，我以爲也許是神經痛，又聽說尿療法對這類疾病具有療效而產生了興趣。

但是，我仍然提不起勇氣飲尿，又擔心被妻子或孩子撞見拿著杯子進入洗手間，於是想到聽說可以直接塗抹在濕疹的患部，而決定暫且先塗抹在最醒目的左手手背上。左手手背上長著四公分左右的濕疹。

上洗手間時最多一日塗抹三回。結果也許是出現所謂的好轉反應，經過一個禮拜症狀變得嚴重外皮長了一層瘡疤。又過了約一星期瘡疤消失，患部有轉好的趨向，在該患部塗尿液一個月後本來有濕疹的地方已變成略帶紅色的皮膚。我想也許是細胞改變了。

本來我對尿療法是抱持著半信半疑的態度，然而經由親身的體驗，我已確認了它的效果。

當我持續塗抹之後手臂上的痕跡也完全消失，於是開始塗抹右手臂，當它的症狀漸趨良好時又塗抹手肘的患部。不過，塗抹手肘時必須捲起袖子，而這個部位又不明顯，因而常懶得塗抹。

但是，從前如果數天沒有塗抹藥物患部常會長成瘡疤，但是，最近即使有一段時間沒有塗抹尿液，也不會變成瘡疤。所以，也許治療到某個程度之後並不需要每天持續地塗抹吧。

我暗中秘密地塗抹患部醫治濕疹，不過，前幾天在公司向同事說明濕疹何以轉好的緣由時，發現有許多人從電視或雜誌上獲知尿療法，就在我的周遭也有尿療法的實驗者，也許有人已大爲放心地開始實踐尿療法了。不過，其中有人提到何不讓染患高血壓的父親飲尿時，卻被人大罵「混蛋！」

對尿的排斥感已淡薄了許多，接下來只是什麼時候決定由口飲用而已。

## 只倚賴尿是否危險？

須藤和美
●二十九歲　針灸學校學生

開始飲尿到現在已經進入第八個月。去年流產之後身體狀況不太好，就在那個時候聽朋友的建議而開始飲尿。周遭的朋友有許多人都是飲尿的實踐者，我也親眼目睹他們的成果，因此毫無排斥感。

我認爲身體狀況之所以不適也許是荷爾蒙失調的緣故，飲尿之後狀況漸漸地轉好。除此之外並沒有任何宿疾，因此，也沒有腹瀉或疼痛等顯著的變化，然而經過八個月再重新反省時，確實發現有不少地方情況大爲好轉。

我的手肘、膝蓋等關節時常會疼痛，雖然飲尿之後也偶而發生，最近卻不再疼痛了。

另外還長了濕疹，不知是否爲好轉反應。不過，直接塗抹尿液三天之後立即消失了。

。

同時，我的指頭常會皸裂。一旦皸裂之後很難治癒，本來指頭上經常貼著膠帶，有好長一段時間指頭不再出現皸裂。

但是，有時我也會懷疑只依靠尿眞的有用嗎？也許應該留意飲食、睡眠，再以尿療法做爲補助吧。我覺得並非飲尿就可率性而爲。

女性方面也許有人覺得很難用茶杯採尿，我覺得利用蹲式便器比較容易採尿，而且採尿後是要由口飲入體內，多少沾在手上也無妨。

不過，外出旅行時如果住宿飯店倒無所謂，偶爾住在民宿之類的旅館總不便拿著茶杯上公共廁所，因而有一段時間沒有持續飲尿。結果指頭又會產生皸裂，也許必須持續飲用吧。

## 身體好、不疲倦

●田村浩
二十八歲　自由作家

我天生具有「哮喘」，長大成人之後雖然不再有一年到頭咳嗽的情況，但是，鼻子總是抽搐不停。尤其是季節轉換時總會有劇烈的咳嗽、發燒，必須躺睡在床上三天左右用藥物抑制症狀。

兩年左右前經由朋友的介紹到一家可治百病的指壓院接受治療，結果立即感到輕鬆無比，從此之後不再躺臥病床，但是，該指壓院的醫師說：「鼻子一直有阻塞感就無法根治。」因而對自己的鼻病也感到放棄。

今年春天又從朋友口中得知尿療法，我覺得頗有興趣而當場到洗手間舔嘗看看，結果發現和腦海中對尿所抱持的印象完全不同。

我覺得既然是這種味道倒可以飲用，於是翌日即開始飲尿。

不過，眞的飲尿時仍然感到爲難，因此，每天早上添加五十CC的番茄汁飲用。

我所從事的是生活很容易變成不規則的職業，因此，剛開始乃是被實踐尿療法會不再感到疲倦或即使睡眠不足也無所謂所打動，再加上好奇心而促成我飲尿的動機。而實際飲尿約三個月，之後發現鼻子的情況已大爲好轉。

以往吃麵食時常會流鼻水，總要隨時帶著衛生紙，而現在已很少使用了。

我自己並不太清楚，然而常有人說我的臉色好，事實上，現在的肌膚的確變得光澤有彈性。

最令人欣慰的是身體狀況轉好，變得不易疲倦。當然人是不可能不疲倦的，只是現在不會持續疲勞了。這些現象和疾病治癒並不相同，很難以客觀的態度理解其變化，不過，我認爲這絕非個人的妄下論斷。

本來除了鼻子以外並沒有其他身體上的毛病，所以沒有出現別人所說的好轉反應。只不過向別人提起這件事情時，常有被人當成傻瓜的反應。

**＊部份實踐者以假名代替。**

| 大展出版社有限公司 | 圖書目錄 |
|---|---|


地址：台北市北投區11204
致遠一路二段12巷1號
郵撥： 0166955～1

電話：(02) 8236031
8236033
傳眞：(02) 8272069


## •法律專欄連載•　電腦編號58

台大法學院　法律學系／策劃
法律服務社／編著

| | |
|---|---|
| ①別讓您的權利睡著了1 | 180元 |
| ②別讓您的權利睡著了2 | 180元 |

## •婦 幼 天 地•　電腦編號16

| | | |
|---|---|---|
| ①八萬人減肥成果 | 黃靜香譯 | 150元 |
| ②三分鐘減肥體操 | 楊鴻儒譯 | 130元 |
| ③窈窕淑女美髮秘訣 | 柯素娥譯 | 130元 |
| ④使妳更迷人 | 成　玉譯 | 130元 |
| ⑤女性的更年期 | 官舒妍編譯 | 130元 |
| ⑥胎內育兒法 | 李玉瓊編譯 | 120元 |
| ⑦愛與學習 | 蕭京凌編譯 | 120元 |
| ⑧初次懷孕與生產 | 婦幼天地編譯組 | 180元 |
| ⑨初次育兒12個月 | 婦幼天地編譯組 | 180元 |
| ⑩斷乳食與幼兒食 | 婦幼天地編譯組 | 180元 |
| ⑪培養幼兒能力與性向 | 婦幼天地編譯組 | 180元 |
| ⑫培養幼兒創造力的玩具與遊戲 | 婦幼天地編譯組 | 180元 |
| ⑬幼兒的症狀與疾病 | 婦幼天地編譯組 | 180元 |
| ⑭腿部苗條健美法 | 婦幼天地編譯組 | 150元 |
| ⑮女性腰痛別忽視 | 婦幼天地編譯組 | 130元 |
| ⑯舒展身心體操術 | 李玉瓊編譯 | 130元 |
| ⑰三分鐘臉部體操 | 趙薇妮著 | 120元 |
| ⑱生動的笑容表情術 | 趙薇妮著 | 120元 |

## •青 春 天 地•　電腦編號17

| | | |
|---|---|---|
| ①A血型與星座 | 柯素娥編譯 | 120元 |
| ②B血型與星座 | 柯素娥編譯 | 120元 |
| ③O血型與星座 | 柯素娥編譯 | 120元 |
| ④AB血型與星座 | 柯素娥編譯 | 120元 |

|  |  |  |
|---|---|---|
| ⑤青春期性教室 | 呂貴嵐編譯 | 130元 |
| ⑥事半功倍讀書法 | 王毅希編譯 | 130元 |
| ⑦難解數學破題 | 宋釗宜編譯 | 130元 |
| ⑧速算解題技巧 | 宋釗宜編譯 | 130元 |
| ⑨小論文寫作秘訣 | 林顯茂編譯 | 120元 |
| ⑩視力恢復！超速讀術 | 江錦雲譯 | 130元 |
| ⑪中學生野外遊戲 | 熊谷康編著 | 120元 |
| ⑫恐怖極短篇 | 柯素娥編譯 | 130元 |
| ⑬恐怖夜話 | 小毛驢編譯 | 130元 |
| ⑭恐怖幽默短篇 | 小毛驢編譯 | 120元 |
| ⑮黑色幽默短篇 | 小毛驢編譯 | 120元 |
| ⑯靈異怪談 | 小毛驢編譯 | 130元 |
| ⑰錯覺遊戲 | 小毛驢編譯 | 130元 |
| ⑱整人遊戲 | 小毛驢編譯 | 120元 |
| ⑲有趣的超常識 | 柯素娥編譯 | 130元 |
| ⑳哦！原來如此 | 林慶旺編譯 | 130元 |
| ㉑趣味競賽100種 | 劉名揚編譯 | 120元 |
| ㉒數學謎題入門 | 宋釗宜編譯 | 150元 |
| ㉓數學謎題解析 | 宋釗宜編譯 | 150元 |
| ㉔透視男女心理 | 林慶旺編譯 | 120元 |
| ㉕少女情懷的自白 | 李桂蘭編譯 | 120元 |
| ㉖由兄弟姊妹看命運 | 李玉瓊編譯 | 130元 |

## ・心 靈 雅 集・ 電腦編號00

|  |  |  |
|---|---|---|
| ①禪言佛語看人生 | 松濤弘道著 | 150元 |
| ②禪密教的奧秘 | 葉逯謙譯 | 120元 |
| ③觀音大法力 | 田口日勝著 | 120元 |
| ④觀音法力的大功德 | 田口日勝著 | 120元 |
| ⑤達摩禪106智慧 | 劉華亭編譯 | 150元 |
| ⑥有趣的佛教研究 | 葉逯謙編譯 | 120元 |
| ⑦夢的開運法 | 蕭京凌譯 | 130元 |
| ⑧禪學智慧 | 柯素娥編譯 | 130元 |
| ⑨女性佛教入門 | 許俐萍譯 | 110元 |
| ⑩佛像小百科 | 心靈雅集編譯組 | 130元 |
| ⑪佛教小百科趣談 | 心靈雅集編譯組 | 120元 |
| ⑫佛教小百科漫談 | 心靈雅集編譯組 | 150元 |
| ⑬佛教知識小百科 | 心靈雅集編譯組 | 150元 |
| ⑭佛學名言智慧 | 松濤弘道著 | 180元 |
| ⑮釋迦名言智慧 | 松濤弘道著 | 180元 |
| ⑯活人禪 | 平田精耕著 | 120元 |

|  |  |  |
|---|---|---|
| ⑰坐禪入門 | 柯素娥編譯 | 120元 |
| ⑱現代禪悟 | 柯素娥編譯 | 130元 |
| ⑲道元禪師語錄 | 心靈雅集編譯組 | 130元 |
| ⑳佛學經典指南 | 心靈雅集編譯組 | 130元 |
| ㉑何謂「生」 阿含經 | 心靈雅集編譯組 | 130元 |
| ㉒一切皆空 般若心經 | 心靈雅集編譯組 | 130元 |
| ㉓超越迷惘 法句經 | 心靈雅集編譯組 | 130元 |
| ㉔開拓宇宙觀 華嚴經 | 心靈雅集編譯組 | 130元 |
| ㉕真實之道 法華經 | 心靈雅集編譯組 | 130元 |
| ㉖自由自在 涅槃經 | 心靈雅集編譯組 | 130元 |
| ㉗沈默的教示 維摩經 | 心靈雅集編譯組 | 130元 |
| ㉘開通心眼 佛語佛戒 | 心靈雅集編譯組 | 130元 |
| ㉙揭秘寶庫 密教經典 | 心靈雅集編譯組 | 130元 |
| ㉚坐禪與養生 | 廖松濤譯 | 110元 |
| ㉛釋尊十戒 | 柯素娥編譯 | 120元 |
| ㉜佛法與神通 | 劉欣如編著 | 120元 |
| ㉝悟(正法眼藏的世界) | 柯素娥編譯 | 120元 |
| ㉞只管打坐 | 劉欣如編譯 | 120元 |
| ㉟喬答摩・佛陀傳 | 劉欣如編著 | 120元 |
| ㊱唐玄奘留學記 | 劉欣如編譯 | 120元 |
| ㊲佛教的人生觀 | 劉欣如編譯 | 110元 |
| ㊳無門關(上卷) | 心靈雅集編譯組 | 150元 |
| ㊴無門關(下卷) | 心靈雅集編譯組 | 150元 |

## •經 營 管 理• 電腦編號01

|  |  |  |
|---|---|---|
| ◎創新經營管理六十六大計(精) | 蔡弘文編 | 780元 |
| ①如何獲取生意情報 | 蘇燕謀譯 | 110元 |
| ②經濟常識問答 | 蘇燕謀譯 | 130元 |
| ③股票致富68秘訣 | 簡文祥譯 | 100元 |
| ④台灣商戰風雲錄 | 陳中雄著 | 120元 |
| ⑤推銷大王秘錄 | 原一平著 | 100元 |
| ⑥新創意・賺大錢 | 王家成譯 | 90元 |
| ⑦工廠管理新手法 | 琪 輝著 | 120元 |
| ⑧奇蹟推銷術 | 蘇燕謀譯 | 100元 |
| ⑨經營參謀 | 柯順隆譯 | 120元 |
| ⑩美國實業24小時 | 柯順隆譯 | 80元 |
| ⑪撼動人心的推銷法 | 原一平著 | 120元 |
| ⑫高竿經營法 | 蔡弘文編 | 120元 |
| ⑬如何掌握顧客 | 柯順隆譯 | 150元 |
| ⑭一等一賺錢策略 | 蔡弘文編 | 120元 |

⑮世界經濟戰爭　約翰・渥洛諾夫著　120元
⑯成功經營妙方　鐘文訓著　120元
⑰一流的管理　蔡弘文編　150元
⑱外國人看中韓經濟　劉華亭譯　150元
⑲企業不良幹部群相　琪輝編著　120元
⑳突破商場人際學　林振輝編著　90元
㉑無中生有術　琪輝編著　140元
㉒如何使女人打開錢包　林振輝編著　100元
㉓操縱上司術　邑井操著　90元
㉔小公司經營策略　王嘉誠著　100元
㉕成功的會議技巧　鐘文訓編譯　100元
㉖新時代老闆學　黃柏松編著　100元
㉗如何創造商場智囊團　林振輝編譯　150元
㉘十分鐘推銷術　林振輝編譯　120元
㉙五分鐘育才　黃柏松編譯　100元
㉚成功商場戰術　陸明編譯　100元
㉛商場談話技巧　劉華亭編譯　120元
㉜企業帝王學　鐘文訓譯　90元
㉝自我經濟學　廖松濤編譯　100元
㉞一流的經營　陶田生編著　120元
㉟女性職員管理術　王昭國編譯　120元
㊱ＩＢＭ的人事管理　鐘文訓編譯　150元
㊲現代電腦常識　王昭國編譯　150元
㊳電腦管理的危機　鐘文訓編譯　120元
㊴如何發揮廣告效果　王昭國編譯　150元
㊵最新管理技巧　王昭國編譯　150元
㊶一流推銷術　廖松濤編譯　120元
㊷包裝與促銷技巧　王昭國編譯　130元
㊸企業王國指揮塔　松下幸之助著　120元
㊹企業精鋭兵團　松下幸之助著　120元
㊺企業人事管理　松下幸之助著　100元
㊻華僑經商致富術　廖松濤編譯　130元
㊼豐田式銷售技巧　廖松濤編譯　120元
㊽如何掌握銷售技巧　王昭國編著　130元
㊾一分鐘推銷員　廖松濤譯　90元
㊿洞燭機先的經營　鐘文訓編譯　150元
51ＩＢＭ成功商法　巴克・羅傑斯著　130元
52新世紀的服務業　鐘文訓編譯　100元
53成功的領導者　廖松濤編譯　120元
54女推銷員成功術　李玉瓊編譯　130元

| | | |
|---|---|---|
| (55)ＩＢＭ人才培育術 | 鐘文訓編譯 | 100元 |
| (56)企業人自我突破法 | 黃琪輝編著 | 150元 |
| (57)超級經理人 | 羅拔・海勒著 | 100元 |
| (58)財富開發術 | 蔡弘文編著 | 130元 |
| (59)成功的店舖設計 | 鐘文訓編著 | 150元 |
| (60)靈巧者成功術 | 鐘文訓編譯 | 150元 |
| (61)企管回春法 | 蔡弘文編著 | 130元 |
| (62)小企業經營指南 | 鐘文訓編譯 | 100元 |
| (63)商場致勝名言 | 鐘文訓編譯 | 150元 |
| (64)迎接商業新時代 | 廖松濤編譯 | 100元 |
| (65)透視日本企業管理 | 廖松濤　譯 | 100元 |
| (66)新手股票投資入門 | 何朝乾　編 | 150元 |
| (67)上揚股與下跌股 | 何朝乾編譯 | 150元 |
| (68)股票速成學 | 何朝乾編譯 | 180元 |
| (69)理財與股票投資策略 | 黃俊豪編著 | 180元 |
| (70)黃金投資策略 | 黃俊豪編著 | 180元 |
| (71)厚黑管理學 | 廖松濤編譯 | 150元 |
| (72)股市致勝格言 | 呂梅莎編譯 | 180元 |
| (73)透視西武集團 | 林谷燁編譯 | 150元 |
| (74)推銷改變我的一生 | 柯素娥　譯 | 120元 |
| (75)推銷始於被拒 | 盧媚璟　譯 | 120元 |
| (76)巡迴行銷術 | 陳蒼杰譯 | 150元 |
| (77)推銷的魔術 | 王嘉誠譯 | 120元 |
| (78)60秒指導部屬 | 周蓮芬編譯 | 150元 |
| (79)精銳女推銷員特訓 | 李玉瓊編譯 | 130元 |
| (80)企劃、提案、報告圖表的技巧 | 鄭　汶　譯 | 180元 |
| (81)海外不動產投資 | 許達守編譯 | 150元 |
| (82)八百件的世界策略 | 李玉瓊譯 | 150元 |
| (83)服務業品質管理 | 吳宜芬譯 | 180元 |
| (84)零庫存銷售 | 黃東謙編譯 | 150元 |
| (85)三分鐘推銷管理 | 劉名揚編譯 | 150元 |
| (86)推銷大王奮鬥史 | 原一平著 | 150元 |

## ・成功寶庫・　電腦編號02

| | | |
|---|---|---|
| ①上班族交際術 | 江森滋著 | 100元 |
| ②拍馬屁訣竅 | 廖玉山編譯 | 110元 |
| ③一分鐘適應法 | 林曉陽譯 | 90元 |
| ④聽話的藝術 | 歐陽輝編譯 | 110元 |
| ⑤人心透視術 | 多湖輝著 | 100元 |
| ⑥克服逆境的智慧 | 廖松濤　譯 | 100元 |

| | | |
|---|---|---|
| ⑦不可思議的人性心理 | 多湖輝　著 | 120元 |
| ⑧成功的人生哲學 | 劉明和　譯 | 110元 |
| ⑨求職轉業成功術 | 陳　義編著 | 110元 |
| ⑩上班族禮儀 | 廖玉山編著 | 120元 |
| ⑪接近心理學 | 李玉瓊編著 | 100元 |
| ⑫創造自信的新人生 | 廖松濤編著 | 120元 |
| ⑬卡耐基的人生指南 | 林曉鐘編譯 | 120元 |
| ⑭上班族如何出人頭地 | 廖松濤編著 | 100元 |
| ⑮神奇瞬間瞑想法 | 廖松濤編譯 | 100元 |
| ⑯人生成功之鑰 | 楊意苓編著 | 150元 |
| ⑰當一個享受成功的人 | 戴恒雄編著 | 100元 |
| ⑱潛在心理術 | 多湖輝　著 | 100元 |
| ⑲給企業人的諍言 | 鐘文訓編著 | 120元 |
| ⑳企業家自律訓練法 | 陳　義編譯 | 100元 |
| ㉑上班族妖怪學 | 廖松濤編著 | 100元 |
| ㉒猶太人縱橫世界的奇蹟 | 孟佑政編著 | 110元 |
| ㉓訪問推銷術 | 黃静香編著 | 130元 |
| ㉔改運的秘訣 | 吳秀美　譯 | 120元 |
| ㉕你是上班族中強者 | 嚴思圖編著 | 100元 |
| ㉖向失敗挑戰 | 黃静香編著 | 100元 |
| ㉗成功心理學 | 陳蒼杰　譯 | 100元 |
| ㉘墨菲成功定律 | 吳秀美　譯 | 130元 |
| ㉙機智應對術 | 李玉瓊編著 | 130元 |
| ㉚成功頓悟100則 | 蕭京凌編譯 | 110元 |
| ㉛掌握好運100則 | 蕭京凌編譯 | 110元 |
| ㉜知性幽默 | 李玉瓊編譯 | 130元 |
| ㉝熟記對方絕招 | 黃静香編譯 | 100元 |
| ㉞男性成功秘訣 | 陳蒼杰編譯 | 130元 |
| ㉟超越巔峯者 | C・加菲爾德著 | 130元 |
| ㊱業務員成功秘方 | 李玉瓊編著 | 120元 |
| ㊲察言觀色的技巧 | 劉華亭編著 | 130元 |
| ㊳一流領導力 | 施義彥編譯 | 120元 |
| ㊴一流說服力 | 李玉瓊編著 | 130元 |
| ㊵30秒鐘推銷術 | 廖松濤編譯 | 120元 |
| ㊶猶太成功商法 | 周蓮芬編譯 | 120元 |
| ㊷尖端時代行銷策略 | 陳蒼杰編著 | 100元 |
| ㊸顧客管理學 | 廖松濤編著 | 100元 |
| ㊹如何使對方說Yes | 程　義編著 | 150元 |
| ㊺如何提高工作效率 | 劉華亭編著 | 150元 |
| ㊻企業戰術必勝法 | 黃静香編著 | 130元 |

| | | |
|---|---|---|
| ㊼上班族口才學 | 楊鴻儒譯 | 120元 |
| ㊽上班族新鮮人須知 | 程　羲編著 | 120元 |
| ㊾如何左右逢源 | 程　羲編著 | 130元 |
| ㊿語言的心理戰 | 多湖輝著 | 130元 |
| 51扣人心弦演說術 | 劉名揚編著 | 120元 |
| 52八面玲瓏成功術 | 陳　羲譯 | 130元 |
| 53如何增進記憶力、集中力 | 廖松濤譯 | 130元 |
| 54頂尖領導人物 | 陳蒼杰譯 | 120元 |
| 55性惡企業管理學 | 陳蒼杰譯 | 130元 |
| 56自我啟發200招 | 楊鴻儒編著 | 150元 |
| 57做個傑出女職員 | 劉名揚編著 | 130元 |
| 58靈活的集團營運術 | 楊鴻儒編著 | 120元 |
| 59必勝交涉強化法 | 陳蒼杰譯 | 120元 |
| 60個案研究活用法 | 楊鴻儒編著 | 130元 |
| 61企業教育訓練遊戲 | 楊鴻儒編著 | 120元 |
| 62管理者的智慧 | 程　義編譯 | 130元 |
| 63做個佼佼管理者 | 馬筱莉編譯 | 130元 |
| 64智慧型說話技巧 | 沈永嘉編譯 | 130元 |
| 65歌德人生箴言 | 沈永嘉編譯 | 150元 |
| 66活用佛學於經營 | 松濤弘道著 | 150元 |
| 67活用禪學於企業 | 柯素娥編譯 | 130元 |
| 68詭辯的智慧 | 沈永嘉編譯 | 130元 |
| 69幽默詭辯術 | 廖玉山編譯 | 130元 |
| 70拿破崙智慧箴言 | 柯素娥編譯 | 130元 |
| 71自我培育・超越 | 蕭京凌編譯 | 150元 |
| 72深層心理術 | 多湖輝著 | 130元 |
| 73深層語言術 | 多湖輝著 | 130元 |
| 74時間即一切 | 沈永嘉編譯 | 130元 |
| 75自我脫胎換骨 | 柯素娥譯 | 150元 |
| 76贏在起跑點——人才培育鐵則 | 楊鴻儒編譯 | 150元 |
| 77做一枚活棋 | 李玉瓊編譯 | 130元 |
| 78面試成功戰略 | 柯素娥編譯 | 130元 |
| 79自我介紹與社交禮儀 | 柯素娥編譯 | 130元 |
| 80說NO的技巧 | 廖玉山編譯 | 130元 |
| 81瞬間攻破心防法 | 廖玉山編譯 | 120元 |
| 82改變一生的名言 | 李玉瓊編譯 | 130元 |
| 83性格性向創前程 | 楊鴻儒編譯 | 130元 |
| 84訪問行銷新竅門 | 廖玉山編譯 | 150元 |
| 85無所不達的推銷話術 | 李玉瓊編譯 | 元 |

## ·處世智慧· 電腦編號03

| | | |
|---|---|---|
| ①如何改變你自己 | 陸明編譯 | 90元 |
| ②人性心理陷阱 | 多湖輝著 | 90元 |
| ③面對面的心理戰術 | 多湖輝著 | 90元 |
| ④幽默說話術 | 林振輝編譯 | 120元 |
| ⑤讀書36計 | 黃柏松編譯 | 110元 |
| ⑥靈感成功術 | 譚繼山編譯 | 80元 |
| ⑦如何使人對你好感 | 張文志譯 | 110元 |
| ⑧扭轉一生的五分鐘 | 黃柏松編譯 | 100元 |
| ⑨知人、知面、知其心 | 林振輝譯 | 110元 |
| ⑩現代人的詭計 | 林振輝譯 | 100元 |
| ⑪怎樣突破人性弱點 | 摩　根著 | 90元 |
| ⑫如何利用你的時間 | 蘇遠謀譯 | 80元 |
| ⑬口才必勝術 | 黃柏松編譯 | 120元 |
| ⑭女性的智慧 | 譚繼山編譯 | 90元 |
| ⑮如何突破孤獨 | 張文志編譯 | 80元 |
| ⑯人生的體驗 | 陸明編譯 | 80元 |
| ⑰微笑社交術 | 張芳明譯 | 90元 |
| ⑱幽默吹牛術 | 金子登著 | 90元 |
| ⑲攻心說服術 | 多湖輝著 | 100元 |
| ⑳當機立斷 | 陸明編譯 | 70元 |
| ㉑勝利者的戰略 | 宋恩臨編譯 | 80元 |
| ㉒如何交朋友 | 安紀芳編著 | 70元 |
| ㉓鬥智奇謀（諸葛孔明兵法） | 陳炳崑著 | 70元 |
| ㉔慧心良言 | 亦　奇著 | 80元 |
| ㉕名家慧語 | 蔡逸鴻主編 | 90元 |
| ㉖金色的人生 | 皮爾著 | 80元 |
| ㉗稱霸者啟示金言 | 黃柏松編譯 | 90元 |
| ㉘如何發揮你的潛能 | 陸明編譯 | 90元 |
| ㉙女人身態語言學 | 李常傳譯 | 100元 |
| ㉚摸透女人心 | 張文志譯 | 90元 |
| ㉛現代戀愛秘訣 | 王家成譯 | 70元 |
| ㉜給女人的悄悄話 | 妮倩編譯 | 90元 |
| ㉝行為語言的奧秘 | 歆夫編譯 | 110元 |
| ㉞如何開拓快樂人生 | 陸明編譯 | 90元 |
| ㉟驚人時間活用法 | 鐘文訓譯 | 80元 |
| ㊱成功的捷徑 | 鐘文訓譯 | 70元 |
| ㊲幽默逗笑術 | 林振輝著 | 120元 |
| ㊳活用血型讀書法 | 陳炳崑譯 | 80元 |

| | | |
|---|---|---|
| ㊴心　燈 | 葉于模著 | 100元 |
| ㊵當心受騙 | 林顯茂譯 | 90元 |
| ㊶心・體・命運 | 蘇燕謀譯 | 70元 |
| ㊷如何使頭腦更敏銳 | 陸明編譯 | 70元 |
| ㊸宮本武藏五輪書金言錄 | 宮本武藏著 | 100元 |
| ㊹厚黑說服術 | 多湖輝著 | 90元 |
| ㊺勇者的智慧 | 黃柏松編譯 | 80元 |
| ㊻善意的心理騙術 | 多湖輝著 | 75元 |
| ㊼成熟的愛 | 林振輝譯 | 120元 |
| ㊽現代女性駕馭術 | 蔡德華著 | 90元 |
| ㊾禁忌遊戲 | 酒井潔著 | 90元 |
| ㊿自我表現術 | 多湖輝著 | 100元 |
| 51女性的魅力・年齡 | 廖玉山譯 | 90元 |
| 52摸透男人心 | 劉華亭編譯 | 80元 |
| 53如何達成願望 | 謝世輝著 | 90元 |
| 54創造奇蹟的「想念法」 | 謝世輝著 | 90元 |
| 55創造成功奇蹟 | 謝世輝著 | 90元 |
| 56男女幽默趣典 | 劉華亭譯 | 90元 |
| 57幻想與成功 | 廖松濤譯 | 80元 |
| 58反派角色的啟示 | 廖松濤編譯 | 70元 |
| 59現代女性須知 | 劉華亭編著 | 75元 |
| 60一分鐘記憶術 | 廖玉山譯 | 90元 |
| 61機智說話術 | 劉華亭編譯 | 100元 |
| 62如何突破內向 | 姜倩怡編譯 | 110元 |
| 63扭轉自我的信念 | 黃　翔編譯 | 100元 |
| 64讀心術入門 | 王家成編譯 | 100元 |
| 65如何解除內心壓力 | 林美羽編著 | 110元 |
| 66取信於人的技巧 | 多湖輝著 | 110元 |
| 67如何培養堅強的自我 | 林美羽編著 | 90元 |
| 68自我能力的開拓 | 卓一凡編著 | 110元 |
| 69求職的藝術 | 吳秀美編譯 | 100元 |
| 70縱橫交涉術 | 嚴思圖編著 | 90元 |
| 71如何培養妳的魅力 | 劉文珊編著 | 90元 |
| 72魅力的力量 | 姜倩怡編著 | 90元 |
| 73金錢心理學 | 多湖輝著 | 100元 |
| 74語言的圈套 | 多湖輝著 | 110元 |
| 75個性膽怯者的成功術 | 廖松濤編譯 | 100元 |
| 76人性的光輝 | 文可式編著 | 90元 |
| 77如何建立自信心 | 諾曼・比爾著 | 90元 |
| 78驚人的速讀術 | 鐘文訓編譯 | 90元 |

| | | |
|---|---|---|
| ⑲培養靈敏頭腦秘訣 | 廖玉山編著 | 90元 |
| ⑳夜晚心理術 | 鄭秀美編譯 | 80元 |
| ㉑如何做個成熟的女性 | 李玉瓊編著 | 80元 |
| ㉒現代女性成功術 | 劉文珊編著 | 90元 |
| ㉓成功說話技巧 | 梁惠珠編譯 | 100元 |
| ㉔人生的真諦 | 鐘文訓編譯 | 100元 |
| ㉕妳是人見人愛的女孩 | 廖松濤編著 | 120元 |
| ㉖精神緊張速解法 | F・查爾斯著 | 90元 |
| ㉗指尖・頭腦體操 | 蕭京凌編譯 | 90元 |
| ㉘電話應對禮儀 | 蕭京凌編著 | 90元 |
| ㉙自我表現的威力 | 廖松濤編譯 | 100元 |
| ㉚名人名語啟示錄 | 喬家楓編著 | 100元 |
| ㉛男與女的哲思 | 程鐘梅編譯 | 110元 |
| ㉜靈思慧語 | 牧　風著 | 110元 |
| ㉝心靈夜語 | 牧　風著 | 100元 |
| ㉞激盪腦力訓練 | 廖松濤編譯 | 100元 |
| ㉟三分鐘頭腦活性法 | 廖玉山編譯 | 110元 |
| ㊱星期一的智慧 | 廖玉山編譯 | 100元 |
| ㊲溝通說服術 | 賴文琇編譯 | 100元 |
| ㊳超速讀超記憶法 | 廖松濤編譯 | 120元 |

## •健康與美容• 電腦編號04

| | | |
|---|---|---|
| ①B型肝炎預防與治療 | 曾慧琪譯 | 130元 |
| ②胃部強健法 | 陳炳崑譯 | 90元 |
| ③媚酒傳（中國王朝秘酒） | 陸明主編 | 120元 |
| ④藥酒與健康果菜汁 | 成玉主編 | 150元 |
| ⑤中國回春健康術 | 蔡一藩著 | 100元 |
| ⑥奇蹟的斷食療法 | 蘇燕謀譯 | 110元 |
| ⑦中國內功健康法 | 張惠珠著 | 100元 |
| ⑧健美食物法 | 陳炳崑譯 | 100元 |
| ⑨驚異的漢方療法 | 唐龍編著 | 90元 |
| ⑩不老強精食 | 唐龍編著 | 100元 |
| ⑪經脈美容法 | 月乃桂子著 | 90元 |
| ⑫五分鐘跳繩健身法 | 蘇明達譯 | 100元 |
| ⑬睡眠健康法 | 王家成譯 | 80元 |
| ⑭你就是名醫 | 張芳明譯 | 90元 |
| ⑮如何保護你的眼睛 | 蘇燕謀譯 | 70元 |
| ⑯自我指壓術 | 今井義睛著 | 120元 |
| ⑰室內身體鍛鍊法 | 陳炳崑譯 | 100元 |
| ⑱飲酒健康法 | J・亞當姆斯著 | 100元 |

⑲釋迦長壽健康法　譚繼山譯　90元
⑳腳部按摩健康法　譚繼山譯　120元
㉑自律健康法　蘇明達譯　90元
㉒壓力的預防與治療　柯素娥譯　120元
㉓身心保健座右銘　張仁福著　160元
㉔腦中風家庭看護與運動治療　林振輝譯　100元
㉕秘傳醫學人相術　成玉主編　120元
㉖導引術入門(1)治療慢性病　成玉主編　90元
㉗導引術入門(2)健康・美容　成玉主編　110元
㉘導引術入門(3)身心健康法　成玉主編　110元
㉙妙用靈藥・蘆薈　李常傳譯　90元
㉚萬病回春百科　吳通華著　150元
㉛初次懷孕的10個月　成玉編譯　100元
㉜中國秘傳氣功治百病　陳炳崑編譯　130元
㉝蘆薈治萬病　李常傳譯　<售缺>
㉞仙人成仙術　陸明編譯　100元
㉟仙人長生不老學　陸明編譯　100元
㊱釋迦秘傳米粒刺激法　鐘文訓譯　120元
㊲痔・治療與預防　陸明編譯　130元
㊳自我防身絕技　陳炳崑編譯　120元
㊴運動不足時疲勞消除法　廖松濤譯　110元
㊵三溫暖健康法　鐘文訓編譯　90元
㊶癌症早期檢查法　廖松濤譯　120元
㊷維他命C新效果　鐘文訓譯　90元
㊸維他命與健康　鐘文訓譯　120元
㊹秘法！超級仙術入門　陸明編譯　100元
㊺森林浴—綠的健康法　劉華亭編譯　80元
㊻四季色彩美容學　吳秀美譯　120元
㊼導引術入門(4)酒浴健康法　成玉主編　90元
㊽導引術入門(5)不老回春法　成玉主編　90元
㊾山白竹（劍竹）健康法　鐘文訓譯　90元
㊿解救你的心臟　鐘文訓編譯　100元
(51)牙齒保健法　廖玉山譯　90元
(52)超人氣功法　陸明編譯　110元
(53)超能力秘密開發法　廖松濤譯　80元
(54)借力的奇蹟(1)　力拔山著　100元
(55)借力的奇蹟(2)　力拔山著　100元
(56)五分鐘小睡健康法　呂添發撰　100元
(57)禿髮、白髮預防與治療　陳炳崑撰　100元
(58)吃出健康藥膳　劉大器著　100元

| | | |
|---|---|---|
| (59)艾草健康法 | 張汝明編譯 | 90元 |
| (60)一分鐘健康診斷 | 蕭京凌編譯 | 90元 |
| (61)念術入門 | 黃靜香編譯 | 90元 |
| (62)念術健康法 | 黃靜香編譯 | 90元 |
| (63)健身回春法 | 梁惠珠編譯 | 100元 |
| (64)姿勢養生法 | 黃秀娟編譯 | 90元 |
| (65)仙人瞑想法 | 鐘文訓譯 | 120元 |
| (66)人蔘的神效 | 林慶旺譯 | 100元 |
| (67)奇穴治百病 | 吳通華著 | 120元 |
| (68)中國傳統健康法 | 靳海東著 | 100元 |
| (69)下半身減肥法 | 納他夏・史達賓著 | 110元 |
| (70)使妳的肌膚更亮麗 | 楊　皓編譯 | 100元 |
| (71)酵素健康法 | 楊　皓編譯 | 120元 |
| (72)做一個快樂的病人 | 吳秀美譯 | 100元 |
| (73)腰痛預防與治療 | 五味雅吉著 | 100元 |
| (74)如何預防心臟病・腦中風 | 譚定長等著 | 100元 |
| (75)少女的生理秘密 | 蕭京凌譯 | 100元 |
| (76)頭部按摩與針灸 | 楊鴻儒譯 | 100元 |
| (77)雙極療術入門 | 林聖道著 | 100元 |
| (78)氣功自療法 | 梁景蓮著 | 100元 |
| (79)大蒜健康法 | 李玉瓊編譯 | 100元 |
| (80)紅蘿蔔汁斷食療法 | 李玉瓊譯 | 100元 |
| (81)健胸美容秘訣 | 黃靜香譯 | 100元 |
| (82)鍺奇蹟療效 | 林宏儒譯 | 120元 |
| (83)三分鐘健身運動 | 廖玉山譯 | 120元 |
| (84)尿療法的奇蹟 | 廖玉山譯 | 120元 |
| (85)神奇的聚積療法 | 廖玉山譯 | 120元 |
| (86)預防運動傷害伸展體操 | 楊鴻儒編譯 | 120元 |
| (87)糖尿病預防與治療 | 石莉涓譯 | 150元 |
| (88)五日就能改變你 | 柯素娥譯 | 110元 |
| (89)三分鐘氣功健康法 | 陳美華譯 | 120元 |
| (90)痛風劇痛消除法 | 余昇凌譯 | 120元 |
| (91)道家氣功術 | 早島正雄著 | 130元 |
| (92)氣功減肥術 | 早島正雄著 | 120元 |
| (93)超能力氣功法 | 柯素娥譯 | 130元 |
| (94)氣的瞑想法 | 早島正雄著 | 120元 |
| (95)超科學氣的魔力 | 柯素娥譯 | 120元 |

## ・家庭／生活・　電腦編號05

| | | |
|---|---|---|
| ①單身女郎生活經驗談 | 廖玉山編著 | 100元 |

| | | |
|---|---|---|
| ②血型・人際關係 | 黃靜編著 | 120元 |
| ③血型・妻子 | 黃靜編著 | 110元 |
| ④血型・丈夫 | 廖玉山編譯 | 130元 |
| ⑤血型・升學考試 | 沈永嘉編譯 | 120元 |
| ⑥血型・臉型・愛情 | 鐘文訓編譯 | 120元 |
| ⑦現代社交須知 | 廖松濤編譯 | 100元 |
| ⑧簡易家庭按摩 | 鐘文訓編譯 | 150元 |
| ⑨圖解家庭看護 | 廖玉山編譯 | 120元 |
| ⑩生男育女隨心所欲 | 岡正基編著 | 120元 |
| ⑪家庭急救治療法 | 鐘文訓編著 | 100元 |
| ⑫新孕婦體操 | 林曉鐘譯 | 120元 |
| ⑬從食物改變個性 | 廖玉山編譯 | 100元 |
| ⑭職業婦女的衣著 | 吳秀美編譯 | 120元 |
| ⑮成功的穿著 | 吳秀美編譯 | 120元 |
| ⑯現代人的婚姻危機 | 黃　靜編著 | 90元 |
| ⑰親子遊戲　0歲 | 林慶旺編譯 | 100元 |
| ⑱親子遊戲　1～2歲 | 林慶旺編譯 | 110元 |
| ⑲親子遊戲　3歲 | 林慶旺編譯 | 100元 |
| ⑳女性醫學新知 | 林曉鐘編譯 | 130元 |
| ㉑媽媽與嬰兒 | 張汝明編譯 | 150元 |
| ㉒生活智慧百科 | 黃　靜編譯 | 100元 |
| ㉓手相・健康・你 | 林曉鐘編譯 | 120元 |
| ㉔菜食與健康 | 張汝明編譯 | 110元 |
| ㉕家庭素食料理 | 陳東達著 | 100元 |
| ㉖性能力活用秘法 | 米開・尼里著 | 130元 |
| ㉗兩性之間 | 林慶旺編譯 | 120元 |
| ㉘性感經穴健康法 | 蕭京凌編譯 | 110元 |
| ㉙幼兒推拿健康法 | 蕭京凌編譯 | 100元 |
| ㉚談中國料理 | 丁秀山編著 | 100元 |
| ㉛舌技入門 | 增田豐　著 | 130元 |
| ㉜預防癌症的飲食法 | 黃靜香編譯 | 120元 |
| ㉝性與健康寶典 | 黃靜香編譯 | 180元 |
| ㉞正確避孕法 | 蕭京凌編譯 | 130元 |
| ㉟吃的更漂亮美容食譜 | 楊萬里著 | 120元 |
| ㊱圖解交際舞速成 | 鐘文訓編譯 | 150元 |
| ㊲觀相導引術 | 沈永嘉譯 | 130元 |
| ㊳初為人母12個月 | 陳義譯 | 130元 |
| ㊴圖解麻將入門 | 顧安行編譯 | 130元 |
| ㊵麻將必勝秘訣 | 石利夫編譯 | 130元 |
| ㊶女性一生與漢方 | 蕭京凌編譯 | 100元 |

國立中央圖書館出版品預行編目資料

鐵證如山的尿療法奇蹟／中尾良一著；廖玉山，李玉瓊編譯，--初版．--臺北市：大展，民82

面：　公分，--（健康天地；4）

ISBN 957-557-383-8（平裝）

1.尿　2.治療法

418.99　　82005172

（如有破損或缺頁請寄回調換）　售價120元

# 鐵證如山的尿療法奇蹟

原著者：中尾良一
編譯者：廖玉山／李玉瓊
發行人：蔡森明
出版者：大展出版社有限公司
台北市北投區致遠一路二段十二巷一號
電　話：（〇二）八二三六〇三一
　　　　八二三六〇三三
傳　眞：（〇二）八二七二〇六九
郵政劃撥：〇一六六九五五～一
登記證：局版臺業字第二一七一號
法律顧問：劉鈞男律師
承印者：國順圖書印刷公司
排版者：千賓電腦打字有限公司
電　話：（〇二）八八三六〇五二
傳　眞：（〇二）八八一二六四三
一九九三年（民82年）八月初版一刷



ISBN 957-557-383-8

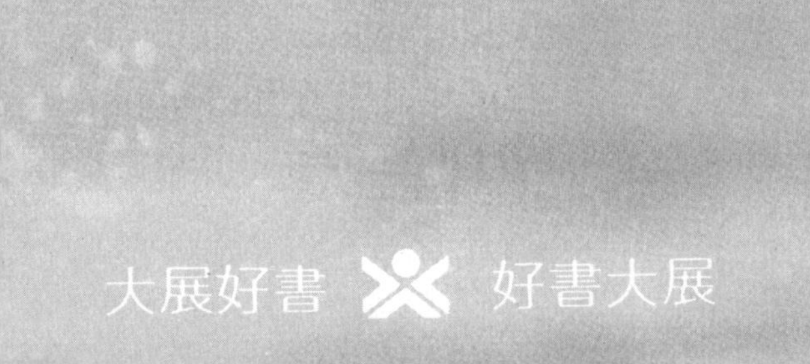
大展好書 好書大展

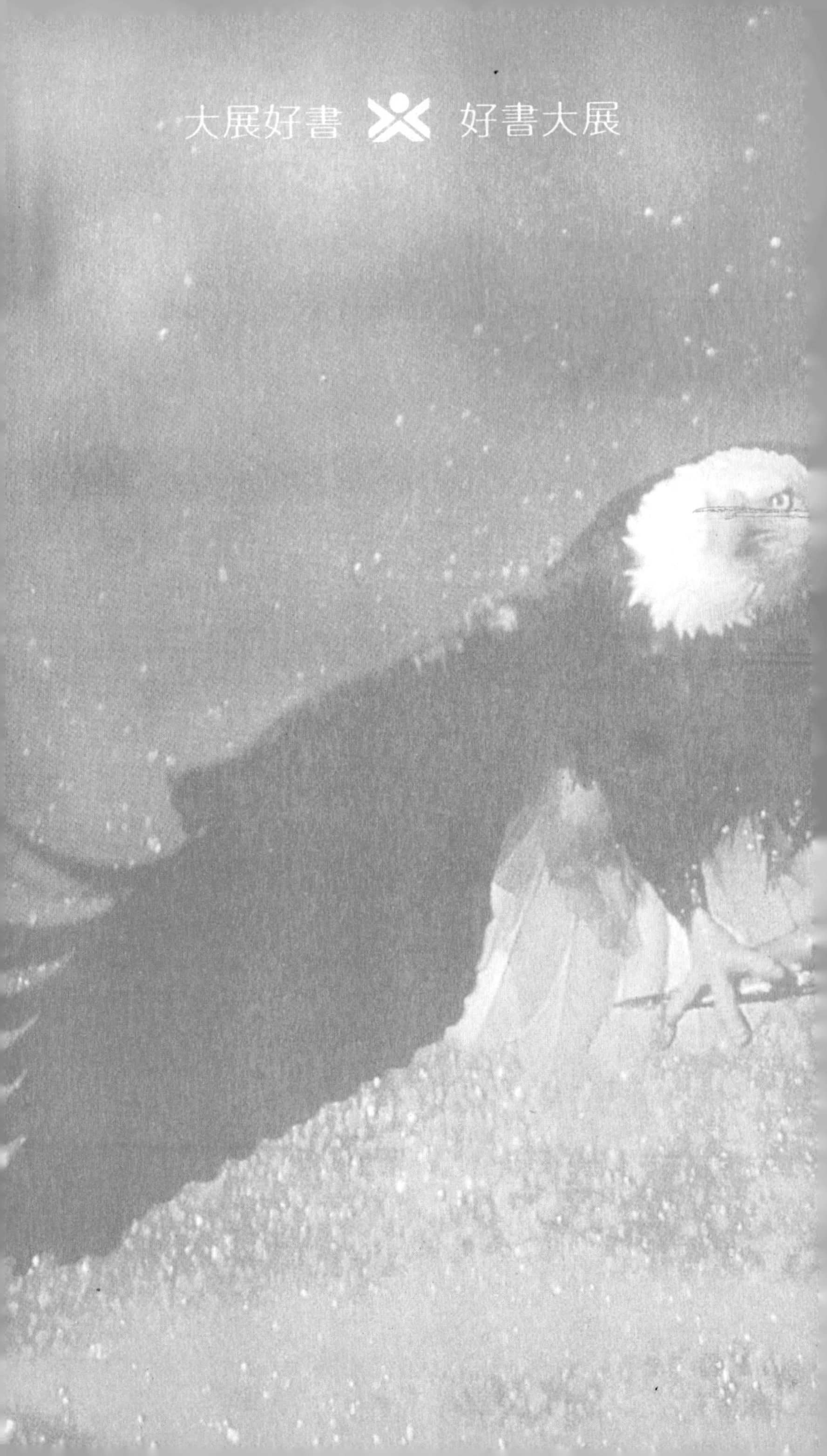
大展好書 好書大展